求医不如无病

存骨本
强经络

孙 鑫 编著

U0227402

科学技术文献出版社
SCIENTIFIC AND TECHNICAL DOCUMENTATION PRESS

·北京·

图书在版编目（CIP）数据

求医不如无病：存骨本、强经络 / 孙鑫编著. —北京：科学技术文献出版社，2016.1

ISBN 978-7-5189-0776-2

Ⅰ．①求…　Ⅱ．①孙…　Ⅲ．①经络—养生（中医）②关节疾病—防治　Ⅳ．① R224.1 ② R684

中国版本图书馆 CIP 数据核字（2015）第 246707 号

求医不如无病：存骨本、强经络

策划编辑：崔灵菲	责任编辑：安子莹	责任校对：赵瑗	责任出版：张志平	

出　版　者　科学技术文献出版社

地　　　址　北京市复兴路15号　邮编　100038

编　务　部　(010) 58882938, 58882087 (传真)

发　行　部　(010) 58882868, 58882874 (传真)

邮　购　部　(010) 58882873

官 方 网 址　www.stdp.com.cn

发　行　者　科学技术文献出版社发行　全国各地新华书店经销

印　刷　者　北京中印联印务有限公司

版　　　次　2016 年 1 月第 1 版　2016 年 1 月第 1 次印刷

开　　　本　710×1000　1/16

字　　　数　160千

印　　　张　15

书　　　号　ISBN 978-7-5189-0776-2

定　　　价　29.80元

版权所有　违法必究

购买本社图书，凡字迹不清、缺页、倒页、脱页者，本社发行部负责调换

前　言

　　骨骼是人体最坚硬的部分，有支撑身体，保护内脏，制造红细胞、白细胞，储藏矿物质等多种功能，是人体运动系统的一部分，架构起整个生命。一旦骨生病，不仅免疫力会降低，身体其他部位也会跟着生病。

　　经络包括经脉和络脉两部分，是运行气血、平衡阴阳、濡养筋骨、滑利关节、联系脏腑和体表及全身各部的通道，纵横交贯，遍布全身，将人体内外、脏腑、肢节等连成一个有机的整体，是人体功能的调控系统。在中医学中，经络学说是中医学基础理论的核心之一，是针灸、按摩的基础，在2000多年的医学长河中，一直为保障我国人民的健康发挥着重要作用。

　　人体骨骼与经络之间有着非常微妙的功能相关性。如果把人体比作一棵大树，骨骼是树干，经络便是遍布大树的脉络，他们各有分工，却又同属于人体，共同作用于人体健康。因此，想要保护身体健康，就要学会存骨本、强经络。

　　据调查研究显示，我们身体的很多疾病的病根都在骨骼和经络上，只要将骨骼和经络调理好，很多疾病都能有所缓解。所以，学会存骨本、强经络，对于健康来说至关重要。

　　本书以将不良反应降到最低为主要原则，从饮食、中药、运动、穴位按摩、拔罐及日常生活的正确习惯等内容出发，全方位、多方面地帮助大家避开养护骨骼、调理经络的误区，学会根解骨质增生、骨质疏松、颈椎病、肩周炎、痛风、足跟痛等多种骨骼、经络病痛，做到养护、治疗、预防三位一体，全面促进身体健康。

　　书中绝大多数方法都是自己可以操作的，个别方法在别人的帮助下也可以轻松完成，因此，本书对养护骨骼、经络有着非常实际的指导作用。

　　与其等到生病之后再千方百计地治疗，耗时耗钱耗健康，不如在平时就学会存骨本、强经络，全面激发身体最优抵抗力，做到骨骼不老，经络良好，健康无恼。

编　者

2015年12月

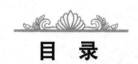

目 录

第一章　深入了解筋与骨

第二章　关于补钙，你不得不知的事

第三章　强筋健骨有良方

第四章　根解骨病靠自己

第五章　强健经络，锻炼筋骨不求医

第六章　常用强经络手法

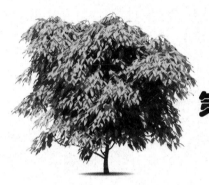

第一章

深入了解筋与骨

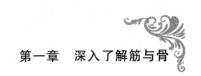

带你从头认识骨

每个人都知道，在人体当中，坚硬的骨骼是人体最强有力的支架。骨骼不仅连同关节、肌肉等共同构成了躯体的主干，对身体起到支撑和保护作用；与肌肉、韧带等协同完成躯体的各种活动，是人体运动的基础；还保护着人体内脏、储存大量身体所需的矿物质，担负着制造血细胞的功能。

从人刚出生开始，骨骼就担负着人体全部的重量，随着我们渐渐长大，骨骼也在各种营养、锻炼的补养下日渐强壮。不过随着年龄的增长，骨骼的磨损也在逐渐增加，如果没有给予正确的保养和维护，就容易出现各种各样的骨骼问题。

由此可知，骨骼需要一生的经营与养护，而想要做到正确的经营与养护，需要从头认识骨骼，毕竟只有深入了解骨骼，才能知晓如何养护对它才是最好的。

一、人体骨头知多少

一般而言，在儿童时期，人体骨头大约有 217 或 218 块，这是因为儿童正处于生长发育期，很多骨头虽然相近，但是并未成型，如骶骨、尾骨等。不过随着年龄的增长，直至成年，这些相近的骨头会合为一体，骨头的数量也变成206块，并定型（图1-1）。

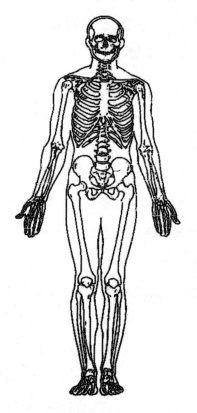

图1-1

这206块骨头形状不同，大小各异，一般可以分为长骨、短骨、扁骨和不规则骨四种类型。其中，长骨像棍棒，如大腿上的股骨，是人体最长的骨头，长度占人体身高的27%；短骨近似立方体，多成群分布于手腕、足的后半部和脊柱等处，是利于人体支撑的弹性结构；扁骨犹如扁扁的板条，由坚硬的内板、外板及板障构成，主要用来构

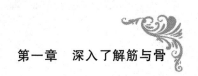

成颅腔、胸腔壁，保护内部脏器；不规则骨，形状不规则，最为常见的就是椎骨。此外，耳朵里还存在着人体最小的骨头，如只有0.25～0.43厘米的镫骨。

这些大大小小的骨头的构成，一半是水，一半是矿物质和有机物。一般，成年人尤其是老年人骨头中的矿物质比例较大，因而骨头硬而脆，容易骨折；少年儿童则恰好相反，有机物的比例较大，所以他们的骨头韧而嫩，容易变形。因此，无论处于何种年龄段，都要给骨头适宜的保养。

此外，骨头因性别、胖瘦而有所差异。男子的骨头重而粗，女子的骨头轻而细；胖人的骨头表面比较平滑，瘦人的骨头表面比较粗糙。

二、从头到脚骨分布

颅骨，位于脊柱上方，由23块形状、大小各不相同的扁骨和不规则骨组成。颅骨除下颌骨及舌骨外，其余各骨彼此借缝或软骨牢固联结，形成一个坚硬的球壳，起着保护和支持脑、感觉器官等多种作用。

锁骨，位于颈部两侧的皮下，连接胸骨和肩胛骨，伸手就可以摸到。锁骨是颈部和胸部的分界标志，也是上肢和躯干的唯一骨骼联系。锁骨支撑着肩胛骨，既能维持肩关节的正常位置，又能保证上肢的灵活运动。

肋骨，左右各12条，与胸骨、脊柱共同围成胸廓，如同一个坚固的笼子一样，保护着里面的心、肺等内脏器官（图1-2）。

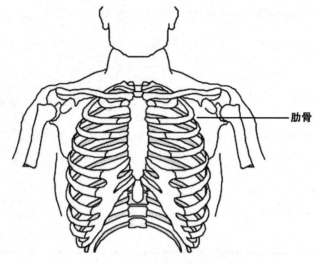

肋骨

图 1 - 2

　　盆骨，形状如同盆子一样，是由髋骨和两侧髓骨构成的，分为上部的大骨盆和下部的小骨盆两部分。盆骨有支持体重和保护盆腔内脏器的作用，同时，对于女性而言，盆骨又是胎儿分娩时的必经通道。因此，相较于男性而言，正常女性的盆骨宽而浅，这样更利于胎儿娩出。

　　股骨，体粗壮，为圆柱形，全体微向前凸，是人体最长的骨头。

　　胫骨，位于小腿内侧，如同两根铁柱一般，承担着全身的重量，是人体最坚硬的骨头。据测试，胫骨承受的重量能够超过人体平均重量的20多倍。

三、详解人体顶梁柱——脊柱

　　如果说房梁支撑着房屋，那么对于人体而言，脊柱就是房梁一样的存在，支撑着身体大部分的重量。因此，我们也常把脊柱称为脊梁骨，是人体的顶梁柱。

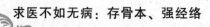

　　脊柱是人体的中轴骨骼，由 24 块椎骨、1 块骶骨和 1 块尾骨借韧带、关节及椎间盘连接而成，有负重、减震、保护、运动等多种功能。尤其是脊柱能做前屈、后伸、左弯、右旋等各种方向的运动，这对于人体能够自由活动至关重要。

　　正常人的脊柱并不是笔直的。从侧面看，脊柱有颈椎前凸、胸椎后凸、腰椎前凸和骶椎后凸 4 个弯曲，呈 S 形（图 1 - 3）。这个形状不是生来就有的，而是在后天的发育中逐渐形成的。新生儿的脊柱呈弓形；学会抬头时，颈椎骨逐渐凸向前方，出现颈曲；能够坐着时，胸椎骨逐渐弯向后方；开始学习走路时，腰椎骨向前凸，骶骨和尾骨向后弯，以此来保持身体平衡。拥有 4 个弯曲的 S 形脊柱可以减轻走路、跳跃时从下面传到脊柱的震动，减轻对头部的冲击。

7

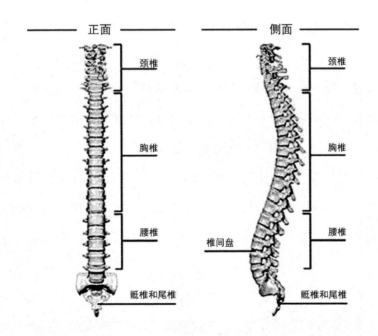

图 1 - 3

在日常生活中，长期姿势不正确和胸椎结核、类风湿性脊柱炎等疾病会使脊柱出现异常弯曲，要特别注意。尤其是 10～17 岁的孩子因为骨骼还在发育完善中，应该特别注意，如果长时间学习、玩游戏等姿势不正确，很容易造成不正常的脊柱弯曲，如驼背，不仅影响形体美，还会使肺活量减少，影响全身的健康发育。

此外，在脊柱当中，颈椎的体积虽然最小，但是活动量却是最大的，为了使颈椎能够正常地发挥作用，平时最好适当地做一些颈部运动来缓解颈椎的疲劳和压力；睡觉时用的枕头不要过高、过低或过硬；颈部受到损伤时不要自己随意扭动，要去医院及时检查治疗等。

四、人体 3 根弹簧：椎间盘、肌腱与足弓

人体有 3 根"弹簧"，富有弹性，能够帮助减轻骨骼所受到的磨损和伤害。

人体的第 1 根"弹簧"是位于脊柱的椎间盘。椎间盘由内、外两部分组成，内部是白色且富有弹性的髓核，外部是坚韧且富有弹性的纤维环，内外结合所组成的椎间盘，如同"海绵软垫"一样，可以帮助脊柱承受压力、吸收震荡、减轻冲击等。而且，不同部位的椎间盘厚度是不一样的，胸部中段最薄，腰部最厚，这也是腰部活动灵活的原因之一。此外，女子的椎间盘比男子的厚，所以女子的腰部更为柔软。

人体的第 2 根"弹簧"是腿部肌肉中的肌腱。腿部肌肉虽然很粗壮，但还是存在一定的危险，而连接肌肉和骨骼的肌腱则可以增强其弹

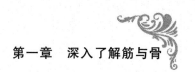

性。其中，最为出色的肌腱是小腿的腓肠肌和比目鱼肌，尤其是与它们相连的跟腱。跟腱全长 37 厘米，弹性可与优质橡胶相媲美。据测算，跟腱承受的力量约为人体重量的 7 倍。

人体的第 3 根"弹簧"是足弓。足弓是脚底的拱形结构，相当于人体的"三脚架"，能分散人体重量，使大约 52% 的重量落在脚后跟，剩余约 48% 的重量落在拇趾和小趾跖骨上。如此一来，脚部富于弹性，不仅走路不会摇摆，而且还缓冲了劳动和运动时的震动有可能造成的损伤。

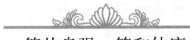

筋壮身强，筋和体康

"打断骨头连着筋"这句老俗话，形象地表明筋与骨骼的密切关系，因此，在讲骨的同时，必定要讲筋。虽然一直有"骨头有多长，筋就有多长"的说法，但其实人体骨头有206块的实际测量数字，筋却没有明确的数字能表明其数量。尽管有"身体共有485道大筋"的说法，但这只是对解剖知识缺乏认识下的笼统概括，因为人身上的筋到处都有，哪怕是舌头、乳房等没有骨头的地方，依然有筋的分布，所以想要完整概括人体到底有多少筋是很困难的。

现代解剖学中，筋是指肌肉、肌腱、韧带、静脉4种不同的东西。而中医认为，筋是骨节之外，肌肉之内，遍布四肢百骸的东西，有联络周身、通行血脉、便于肢体活动等作用。

《黄帝内经》中说："男子三八骨气平均，筋骨劲强……七八肝气衰，筋不能动。"说明筋与骨密切相关。而且中医学中素来肝肾不分家，所以筋与肝肾同样关系密切。

筋附着于骨的表面，一旦骨受伤，关节周围的筋膜也会出现损伤，所以凡是跌扑闪挫等容易伤骨之证，必然会影响筋的功能，出现疼痛、肿胀、关节屈伸不利等症状，严重时甚至出现筋断、筋裂等。

除此之外，风、寒、湿三气入侵导致的慢性筋伤，久行、过量运动

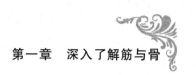

及骨错缝导致的筋伤等，都容易出现筋急、筋缓、筋挛、筋缩等现象，从而导致脏腑、经络、气血功能紊乱，出现一系列全身反应。比如，受寒导致的筋损伤，容易引起筋拘急，出现眼睛不自主闭合、口张开不能闭合等症状；受热导致的筋弛缓，出现眼睛无法张开、口角歪斜等症状。

中医认为，筋弛则病，筋挛则瘦，筋靡则痿，筋弱则懈，筋缩则亡，筋壮则强，筋舒而长，筋劲则刚，筋和则康，所以牵一筋而动全身并不是瞎说的。这也恰恰应和了"筋长一寸，寿延十年"的俗语。

所以，不要把工作忙、家务多作为逃避运动的理由，就算是不喜欢剧烈的无氧运动，也可以在休息时通过拉筋的方式来舒展一下筋骨，保持身体健康。

11

想要身体壮，勿忘存骨本

骨本即骨质，由骨组织构成。在我们整个生命过程中，骨质因为年龄、劳动、锻炼、疾病等各种因素的影响而表现出很强的可塑性和变化性。一般而言，由于成骨细胞的作用，人从出生后便开始积累骨质，直到30岁时骨质密度达到最高值。不过30岁之后，蚀骨细胞的作用开始大于成骨细胞，骨质便渐渐流失，出现骨质疏松等各种骨病。尤其是停经后的女性，由于缺少了雌激素的保护作用，骨质流失的速度会大幅度增加，出现骨质疏松、脊椎压迫及骨折的概率也会随之增加。

在骨质开始流失后，骨质疏松症是最容易出现的一种骨质逐渐减少的疾病，长期的骨质流失必然会使骨骼脆弱、疏松，容易造成骨折、驼背、关节疼痛、脊椎侧弯、关节变形等多种并发症状。因此，要防范骨质疏松症，保持骨骼强壮，就要尽早储存骨本。

一、5个好办法有助于储存骨本

1. 适当晒太阳

很多人喜欢自己的皮肤维持在白嫩的状态，尤其是女性，大多数都非常害怕皮肤被晒黑，所以平时都在防晒或者尽量少晒太阳，其实，健康的建议是除了紫外线太强时避开阳光之外，其他时候最好适当晒太阳，这样才能帮助体内合成维生素 D，从而促进钙质吸收，强化骨骼，帮助储存骨本（图 1-4）。

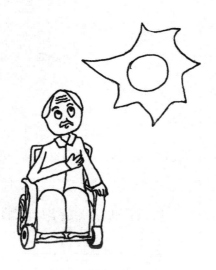

图 1-4

13

2. 坚持规律运动

规律的运动是强化造骨细胞、加强骨骼承受力、提高骨密度等的好方法，所以平时最好规律地进行步行、慢跑、爬山、骑自行车、跳绳、跳舞等运动。除此之外，平时还可以多做一些体操、伸展操、仰卧起坐等来增加身体柔软度，强化肌肉力量，达到辅助锻炼筋骨的目的。

3. 养成良好的生活习惯

按时休息，养成规律的睡眠习惯；居处保持干燥、温暖、通风的状态，避免骨骼受湿、受凉；养成不抽烟、少饮酒的生活习惯。

4. 养成良好的饮食习惯

在保持营养均衡的前提下，适量多摄入一点高钙食物，如起司、黑芝麻、小鱼干、豆腐、深绿色蔬菜及低脂乳品等。与此同时，避免过多地饮用咖啡、奶茶及摄入高盐食品等，因为咖啡、奶茶中的咖啡因会增加钙流失；高盐食品中过高的盐分也会增加钙质流失。

5. 定期进行骨质检查

定期去医院进行骨质检查，随时了解自己的骨质状况，对于确保骨质健康有着至关重要的作用。相较于男性来说，女性更容易流失骨质，所以最好在停经后及时去医院咨询医师，适当使用雌激素等药物，以减缓骨质流失。

二、正确存骨本，有些事项要注意

1. 运动存骨本要注意热身

为了防止不必要的筋骨损伤，运动前一定要热身。此外，运动要适当，因为负荷过大的运动容易导致骨折，同时运动过程中如果发现骨骼或肌肉有任何的异状，都要立刻停止运动。

2. 劳动时要保持正确的姿势

重体力劳动、重复体力劳动者及经常搬重物的劳动者，劳动时要保持正确的姿势，不可以弯腰驼背，以避免骨骼负担，防止脊椎损伤等。如经常蹲着洗衣服、择菜、擦地等时候，膝盖担负的重量为体重的8倍，对膝关节及周围骨骼有很大的伤害，因此要尽量避免深蹲或者减少深蹲的时间，体重超标者和老年人尤其要注意。

3. 老年人要做好骨骼防护

老年人，尤其是骨质疏松的人群，要尽最大努力避免跌倒等意外发生，比如雨雪天出行穿防滑鞋、家中浴室贴防滑垫、光线昏暗时仔细避开障碍物等。同时也要避免跳跃、脊椎前弯、搬运重物等，尤其要避免直膝提物，从而避免脊椎、腰椎等发生压迫性骨折的风险。

4. 避免日常生活中的不良小姿势

平时避免不良的姿势，对于骨骼健康来说至关重要。如避免窝在沙发里看电视、玩手机等，可以避免半卧位时腰椎因为缺乏足够支撑，被迫发生改变，日积月累导致的肌肉劳损、脊柱侧弯、颈椎病和腰椎间盘突出等；避免低头玩手机，即使是低头玩手机也不要超过 15 分钟，最好保持手机与视线齐平或稍低，头部保持直立的姿势，避免含胸驼背给脊椎带来负担；避免跷二郎腿，因为总是跷二郎腿，骨盆和髋关节由于长期受压，容易酸疼，可能出现肌肉劳损，还易造成腰椎与胸椎压力分布不均，引起脊柱变形，诱发腰椎间盘突出，导致慢性腰背疼痛；避免长时间背单肩包，因为背单肩包时为了防止包带下滑，一侧的肩膀总是习惯向上挺一下，并向内用力，长期如此，有可能导致脊柱侧弯，如果是女性还有可能造成乳房不对称的情况。

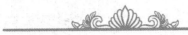

肾主骨，壮骨必得先补肾

一、肾主生髓长骨

中医学认为，骨并非独立存在的，无论是生理还是病理上，它都属于肾功能的范畴。中医理论明确提出"肾藏精主骨髓"，《素问·宣明五气篇》也说"肾主骨"，说明骨的强弱与肾之精气的盛衰有着极大的联系。肾精充足，骨髓生化有源，骨骼得以滋养，便会强健有力，骨质坚韧，活动自如；肾精亏虚，骨髓生化无源，骨骼失养，便会痿弱无力，影响骨骼发育。

现代研究表明，肾在体内，很难直接观察，而骨为肾之外合，位置比较浅显，易于观察和感知，所以在临床上，骨的症状成为判断肾脏症状的客观标志。一般而言，可以通过观察骨的形态、感觉、功能等方面的变化来分析肾的健康与否。如果表现出骨酸、骨疹、骨痛等症状，则说明肾精不足。同时中医也有"齿为骨之余"的说法，说明牙齿酸痛、松动、脱落等均为肾虚的表征，也从侧面证明骨与肾的关系。

因此，中医在治疗骨骼疾病的时候，多从肾主骨出发，采用补肾壮骨的中药材，如牛膝、续断、狗脊、补骨脂、骨碎补、胡桃肉等进行治疗。

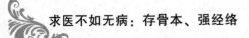
求医不如无病：存骨本、强经络

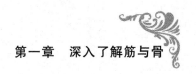

二、久立伤骨，损于肾

中医理论中，一直都有"久立伤骨"的论断，认为长时间站立必然会加重骨骼负担，导致骨损伤。而在日常生活中，站立过久确实会感觉到腰酸背痛、腿软足麻、足背水肿等，长期从事站立工作的人也是腰肌劳损、骨骼变形、下肢静脉曲张的高发人群。由此可见，久立伤骨所言非虚。

现代研究同样表明，人在站立时需要腰部和下肢力量的支撑，这些部位的骨骼、肌肉、韧带等持续受力、紧张，非常容易形成劳损，久而久之就会引起骨骼、肌肉、筋膜病变。肾精为骨的物质基础，骨骼在受力、运动时对肾精的需求量会增加，所以骨骼持续受力相应地对肾精的耗损量也有所增加。骨骼使用时间越久，承担的负荷越重，肾精的消耗也越大。故持久站立及负重等行为会伤肾。

当今社会，从事"站立"职业的人为数不少，如教师、售货员、空姐、服务员、理发师等都是"久站一族"，也是"久立伤骨伤肾"的受害者。虽然由于职业限制，"久站"不可避免，但只要在工作中多加防护，采取适当的措施进行调整，还是可以将"久立"的危害降到最低点。如可根据条件，经常变换姿势，不要一种姿势保持过久。可能的话，最好站立 1~2 小时后休息几分钟；或站立 1~2 小时后，换其他体位工作一段时间，使身体得到放松和休息。如果由于条件所限，必须保持站立体位，也可通过轮换双脚承受身体重心的方法进行休息，或每隔半小时或 1 小时，活动一下颈、肩、背、腰等部位，以缓解骨骼和肌肉的紧张。在鞋子选择方面，应穿矮跟或中跟鞋，以减轻腰背脊椎的压力。鞋宜稍肥一些，鞋底不宜过硬，以减轻脚部疲劳和不适感。日常饮食中可多吃一些补肾健骨的食物，如核桃、栗子、骨头汤等。如果久站后自觉腰背酸痛、脚膝酸软，也可适当服用青娥丸、六味地黄丸等补肾药物。

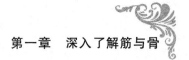
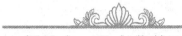

保骨本，几大营养不可少

一、钙

钙有"生命元素"的美誉，是神经传递、肌肉收缩、血液凝结、激素释放及乳汁分泌的必要元素。对于人体骨骼、肌肉、神经、体液等均有益处。

钙大约占人体质量的1.4%，因为钙参与新陈代谢，所以需要及时补充，保持适量。过多或过少都会影响骨骼的生长发育和健康。

对于人体每个年龄阶段，补钙都是至关重要的，20岁以后的女性尤其需要补充。这是因为女性自20岁起，骨质密度即开始缓慢减少，30岁以后减速逐渐加快，从而为骨质疏松症等骨病埋下祸根。因此，成年女性每日至少需要摄取钙质1000毫克，经期、怀孕、哺乳期及绝经期等特殊阶段，则需加至1500毫克。钙的最佳来源为绿色蔬菜、豆类、乳制品等食物。

二、锌

锌是促进骨骼生长发育必要的微量元素，如果身体缺锌的话容易造成新陈代谢受阻，细胞分裂停止，导致发育不良、侏儒症等。因此，每天补锌 10 毫克，不仅有利于强健骨骼，还有利于提高智力。

锌元素主要存在于瘦肉、猪肝、鱼类、牡蛎等海产品及动物内脏中，其中牡蛎含锌量最高。除此之外，含锌量较高的是萝卜、大白菜、豆类、花生、小米等，其他的主食、蔬菜、水果等含锌量都比较少。

三、维生素 A

维生素 A 是骨髓细胞分化时的调节元素，包括骨髓中的造血细胞都需要维生素 A 的调节。缺乏维生素 A 会减缓软骨细胞的成熟速度，破坏成骨细胞与破骨细胞之间的平衡，导致骨骼生长障碍，所以及时适量补充维生素 A 是非常必要的。

富含维生素 A 的食物有两类，一类是植物，如苜蓿、豌豆苗、胡萝卜、青椒、南瓜等绿叶、黄叶类蔬菜瓜果；另一类是动物，如动物肝脏、奶及奶制品、禽蛋。

不过需要注意的是，维生素 A 属于脂溶性维生素，需要搭配适量的脂肪才能被人体吸收。此外，维生素 A 对紫外线也比较敏感，明亮的阳光会破坏维生素 A。

四、维生素 D

区别于维生素 A 的惧怕阳光，维生素 D 格外喜欢阳光，因为它只有接受足够的阳光才能发挥作用，帮助强壮骨骼和肌肉。

具体来说，维生素 D 能提高机体对钙、磷的吸收；能促进骨骼生长和钙化，健全牙齿；能维持血液中柠檬酸盐的正常水平；能防止氨基酸通过肾脏流失。所以及时适量补充维生素 D、多晒太阳是非常必要的。

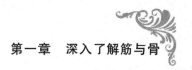

维生素 D 的来源分为两类，一类是外源性的，依靠食物摄取，如蘑菇、鱼肝、鱼油、鸡蛋、乳牛肉、黄油、鲑鱼和沙丁鱼中均含有较高的维生素 D；一类是内源性的，通过阳光中的紫外线照射由人体皮肤产生。

维生素 D 属于脂溶性维生素，能够在体内蓄积。通过膳食吸收来的维生素 D 一般不会引起中毒，但是长期过量摄入维生素 D 补充剂有可能会引起中毒，出现厌食、恶心、头痛、嗜睡、腹泻、多尿、关节疼痛等症状。所以，维生素 D 每天摄入 5 微克即可。

五、胶原蛋白

胶原蛋白是人体骨骼，尤其是软骨组织的重要组成成分，是构成肌腱、韧带及结缔组织最主要的蛋白质成分，能帮助钙与骨细胞结合，不致流失。在骨骼生长时，必须补充充足的胶原蛋白才能组成骨骼框架。

如果缺少胶原蛋白，会导致结缔组织病，使新陈代谢功能减弱，细胞可塑性衰减，造成各种器官萎缩，弹力下降，皮肤和黏膜出现干燥、起皱等脱水现象，进而加速衰老。因此及时补充胶原蛋白对于抗衰老有很大的好处。

众所周知，猪蹄中含有大量的胶原蛋白，经常适量食用猪蹄，可以有效改善全身的微循环，防止进行性肌营养障碍及消化道出血等失血性疾病的发生，对身体较有益处。

六、其他维生素和矿物质

除了以上这 5 种必需的营养元素之外，还有一些其他的维生素和矿物质对骨骼有益，主要有以下几种。

1. 钾

钾不仅能维持体内酸碱平衡，还能参与能量代谢和维持神经肌肉的正常功能，对于骨骼的生长和代谢有着重要作用。钾广泛存在于香蕉、柳橙、葡萄等水果和番茄、菠菜、山药等蔬菜中，平时适量多吃一些可以有效补充钾元素。不过肾脏功能不佳者不宜过量食用高钾蔬果，以免出现心肌无力、心律不齐等症状。

2. 镁

镁有65%左右存在于骨骼中，具有安定神经、解除疲劳、改善失眠、强化骨密度、辅助钙吸收等作用。镁广泛存在于杏仁、南瓜子、葵花籽等核果，菠菜、油菜、韭菜等深绿色蔬菜，香蕉等水果中，一般每日摄取350毫克的镁即可。

3. 维生素K

维生素K能够刺激骨骼中的骨钙素，提高骨骼的韧度，具有锁钙的功效。维生素K存在于菠菜、卷心菜等深绿色蔬菜中，适量食用能有效预防骨质疏松的发生。不过，由于维生素K属于脂溶性维生素，所以生鲜蔬菜中含量较少，需要经油炒熟后才能更好地溶解出来。

4. 维生素B_{12}

维生素B_{12}是众多维生素中唯一含有矿物质磷的维生素，对维持骨骼硬度有重要作用，是固骨本的有效物质。维生素B_{12}存在于动物肝脏、贝类、瘦牛肉、全麦面包、低脂奶制品等食品中，每天从中摄取2.4微克的维生素B_{12}即能养护骨骼。

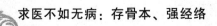

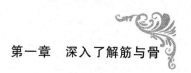

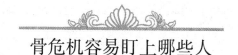

骨危机容易盯上哪些人

骨骼对人体而言至关重要，一旦骨骼出现危机，躯体健康和生活质量都会受到较大影响，所以及时了解骨病的好发人群，平时加倍注意自己的骨骼健康和保健，对防止骨危机盯上自己至关重要。骨危机主要包括以下几种。

一、腰椎间盘突出

腰椎间盘突出是一种常见的骨骼疾病，广泛存在于各行各业人群当中，以劳动强度较大的行业多见。如体力劳动者、办公室工作者、司机等都是腰椎间盘突出的高发人群。其中体力劳动者，尤其是重体力劳动者由于其工作对颈腰椎牵引力度较大，易损伤颈腰椎；白领、设计师、编辑、会计、电脑操作员、教师等由于长时间保持固定的姿势，又缺乏活动锻炼，易加速椎体的退行性病变；司机由于长期久坐，加上车身颠簸，夏日长开空调等，易伤害脊柱，尤其容易损伤腰椎；另外，喜欢冲凉的人脊柱经常承受凉水的突然刺激，长期如此很容易引发颈腰椎病。

二、骨质增生

骨质增生多发生于颈椎、腰椎、关节、脚跟及人体椎管内等部位，一旦患病会严重影响人们的工作、学习及日常生活。中老年人、重体力劳动者、长期固定于某一姿势工作的人群、长期缺钙者都是骨质增生的易患人群，平时要做好预防工作。

中老年人随着年龄的增长，人体各器官的摩擦日益加重，颈腰椎间盘、关节软骨等组织易发生退行性病变，使机体为维持关节稳定形成代偿性骨赘，出现骨质增生；经常肩扛、背托重物的重体力劳动者长期剧烈活动，使关节及周围软组织长时间处于超负荷状态，易出现慢性劳损及蜕变，继而诱发骨质增生；长期固定于某一姿势工作的人群，关节及周围软组织长期处于持续性疲劳状态，易出现积累性损伤，导致肌肉力量下降、韧带松弛，出现关节不稳，致使关节周围易出现骨质增生；长期缺钙者容易出现骨质疏松而影响关节稳定性，从而出现骨质增生。

三、类风湿性关节炎

类风湿性关节炎的高危人群是非常广泛的，主要包括青壮年、老年人、血亲中有类风湿性关节炎患者的人群、更年期和产后女性、饮食习惯不良者、胃部疾病患者、久居寒冷潮湿之地者、工作及生活环境阴暗或温差太大导致受风、受凉者等。类风湿性关节炎起初主要是手指等小关节疼痛，此后会逐渐发展为全身性疾病。

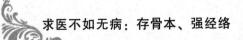

四、骨质疏松

骨质疏松也是一种常见的骨科疾病，中老年人的发病率比较高。临床数据显示，近几年年轻人患骨质疏松的概率也在增加。虽然骨质疏松没有特定的发病年龄与人群特点，但是中老年人、女性、不良习惯人群、患病人群依然是其高发人群。

中老年人由于各项身体功能衰退，行动迟缓，缺乏运动，从饮食中摄取的钙、磷减少，易发生骨质疏松；女性由于绝经期后受雌激素影响，成骨细胞活性降低，骨形减少，出现骨质疏松的概率大大高于男性；有过量饮酒、喝咖啡等不良习惯的人群会因为缺钙而易患骨质疏松；患有甲状腺功能亢进、严重缺钙者、维生素缺乏者都易得骨质疏松。

除此之外，白种人由于骨密度低于黑种人，比黑种人更容易患上骨质疏松。

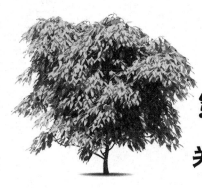

第二章

关于补钙，你不得不知的事

固骨本，先补钙

现如今，人们对生活质量的要求越来越高，对健康的重视也越来越多，补钙早已不是新鲜的话题。众所周知，补钙可以强骨、固齿，对我们的身体健康起着重大的作用。因此想要固骨本，不妨先补钙。

钙相当于骨骼的建筑材料，是构造并维持骨骼强壮的基本。钙是骨本，但并不仅仅是骨本那么简单，它是人体内最丰富的矿物质，是构成人体的重要组成成分。一般一个正常人的体内会含有1000～1200克的钙，其中有99.3%集中于骨、齿组织，所以骨骼不仅支撑了整个身躯，还是一个巨大的储钙库，由此可见钙对于骨骼的影响之大。

除了对骨骼有益之外，补钙还有利于降低高血压，预防近视、心脏病、心脑血管疾病及肾结石、肠癌、经前综合征等多种疾病。

对于人体而言，钙是如此重要，可是人体却经常缺钙，而且很多人还不知道自己缺钙。据营养调查显示，我国居民的膳食结构钙摄入量普遍偏低，平均仅达到推荐摄入量的50%左右，所以及时补钙至关重要。

总而言之，钙是生命的基础，是人类和所有哺乳动物必不可少的营养物质。只有摄入足够的钙，才能保证人体健康、延缓衰老，才能有充沛的精力去工作、学习和生活。因此，想要存骨本、提高健康水平、提高生活质量、防病治病等，必须先摄入足量的钙。

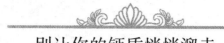

别让你的钙质悄悄溜走

　　钙是骨骼健康的关键所在，而饮食是摄取钙的最大来源。通过自测饮食，可以检测自己是否有透支骨本的坏习惯，进行相应的调整、改善，进而从根源上防治某些骨类疾病。以下几种饮食习惯会让骨本透支。

一、平时饮食不太注意吃含钙的食物

　　平时不太注意吃含钙食物，导致钙摄入量不足，人体就会从骨骼中吸取钙质，以维持正常的血钙浓度。而长期如此，骨骼中的钙势必会被掏空，导致骨质疏松、骨折等现象出现。因此，平时最好多吃绿色蔬菜、鸡蛋、鱼类、贝类、海藻、发菜，多喝牛奶、豆浆等，以保证每天摄取 1000 毫克的钙质。

　　对于补钙而言，正常成年人每天 1000 毫克已经足够，如果摄入过多不仅不利于防止骨质流失，还容易加快骨骼钙化、加重肾脏负担。

二、挑食

　　挑食的人体内通常缺乏维生素 K、维生素 D、钙、镁等营养元素，而维生素的缺乏更加影响人体对钙的吸收，造成钙质摄取不足。因此，平时饮食要营养均衡，多吃粗粮、菠菜、坚果和海藻类等富含镁元素的食物；多吃发酵食品、乳制品、绿色蔬菜等富含维生素 K 的食物；多吃鱼肉、蛋黄、菌类等富含维生素 D 的食物等。

三、喜欢吃肉类、海鲜

无肉不欢型的人容易摄取过多的动物性蛋白质，造成酸性体质，而身体为了维护酸碱平衡，便会从骨骼中提取钙质来中和身体的酸性，从而导致钙质流失，影响骨骼健康。因此，日常饮食要限制肉类的食用量，以荤素搭配为宜。

四、嗜咸、爱吃腌制食物，饮食口味偏重

饮食过咸、爱吃腌制食物等，会增加体内的钠含量，过量的钠会阻碍人体吸收钙质，所以少吃盐和加工食品、腌制食品等能限制每日钠的摄取量，帮助钙吸收。

五、喜欢喝咖啡，吃高纤维食物

调查显示，每天喝 4 杯以上的咖啡便会因为咖啡中所含的咖啡因而影响钙质的吸收，所以咖啡最好每天少喝一些，即使喝也要加奶不加糖，以此增加钙的吸收。

除此之外，现代人为了防治便秘、大肠癌、高脂血症等经常摄入许多高纤维的食物，研究显示，高纤维食物会增加肠胃蠕动，减少钙在肠

道的停留时间，阻碍钙吸收。同时高纤维食物含有草酸与植酸，容易与钙结合，形成不溶解性的钙盐，同样阻碍钙吸收。

六、很少出门晒太阳

每天坐在办公室或者外出必然做好防晒工作，很少晒太阳的人，会阻止皮肤合成维生素 D，而维生素 D 的生成和转化对于钙质的吸收起着关键作用，所以少晒太阳必然会阻碍钙吸收。建议大家每天至少坚持晒太阳 20 分钟，天气好的话可以多做户外运动，既能接触阳光又能强筋健骨。

七、喜欢喝碳酸饮料

现如今，很多人都喜欢喝碳酸饮料而不喜欢喝白开水，但是长期大量饮用碳酸饮料会导致人体骨骼中的钙大量流失，对于青少年，尤其是女性而言容易增加骨折的风险。这是由于碳酸饮料中含有磷酸，会影响骨质沉积，对骨骼生长产生不良反应。因此，建议大家平时多喝白开水，既能补充体液，帮助人体进行新陈代谢，又能预防咽炎及某些皮肤病等。

八、长期抽烟喝酒

长期抽烟喝酒对于骨骼的影响非常大。长期抽烟会影响骨峰的形成，导致骨密度降低；过量饮酒会导致肝功能受损，从而使维生素 D 的代谢受到影响，既不利于钙吸收，又不利于骨骼的新陈代谢。因此，建议大家为了自身各个系统的健康，应尽最大努力戒烟，并限制酒的摄入量。

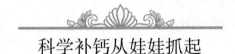

科学补钙从娃娃抓起

一、确定儿童是否需要补钙

儿童生长发育需要合理补充营养元素，尤其是钙质，因为在各种矿物质中，钙是最容易缺乏的元素之一。但是在补钙之前，先要确定儿童是否需要补钙。具体来说，可以通过以下几点测试儿童是否缺钙。

1. 多汗

儿童多汗，而且是与温度无关的多汗，尤其是入睡后头部出汗，使儿童头部在睡觉时无意识地摩擦枕头，时间久了出现枕秃圈。

2. 精神烦躁

精神烦躁主要表现为对周围环境不感兴趣，夜间常常突然惊醒，啼哭不止。

3. 出牙晚，前额凸

一般而言，宝宝在 6~7 个月大时，乳牙开始相继萌发出来，如果 1 岁半仍未出牙，则视为出牙晚。有的儿童还会前额高凸，形成方颅。

4. 有串珠肋

串珠肋是由于缺乏维生素 D 引起的，维生素 D 的缺乏阻碍了钙质吸收，导致肋软骨增生，各个肋骨的软骨增生串起来如同串珠一样，形成串珠肋，而且还会压迫肺部，使儿童通气不畅，容易患上肺炎、气管炎等。

5. 肌肉肌腱松弛

儿童缺钙严重会导致肌肉肌腱松弛，如果腹壁、肠壁肌肉松弛，会引起肠腔内积气，导致腹部膨大如蛙腹状；如果脊柱肌腱松弛，会出现驼背；如果骨质软化，会出现下肢弯曲，形成 X 形或 O 形腿，并容易发生骨折。

总而言之，儿童缺钙的表现多种多样，家长应该随时注意孩子的表现，判断孩子是否缺钙，以便在缺钙时及时咨询医师，帮助孩子补充钙质。

二、儿童如何正确补钙

儿童缺钙一经确认，家长要做的不是急着补钙，而是要及时咨询医师，判断缺钙原因，正确补钙。

对于婴幼儿来说，除了母乳、奶粉之外，还可以随着年龄的增加适量增加果汁、菜泥、肉末、蛋黄等辅食，从少到多，从稀到稠，慢慢让婴幼儿适应、吸收。

对于 3~7 岁的儿童来说，由于他们的消化道刚刚脱离婴幼儿的发展期，对于食物的吸收功能尚未完善，所以对于钙片这样的营养补充品不太能够吸收，最好还是通过膳食来补充钙质。

除此之外，还要多带孩子出门晒太阳，以接受紫外线照射补充维生素 D，辅助钙吸收。

具体来说，家长可以通过以下食谱来帮助孩子补钙。

1. 适合 4 个月～1 岁宝宝的补钙食谱

蛋花豆腐羹

原料：鸡蛋、南豆腐、骨汤、小葱、盐各适量。

制法：鸡蛋打散；豆腐捣碎；小葱洗净切末。骨汤煮开，放入豆腐文火继续煮沸，加盐调味，倒入鸡蛋，点缀小葱末即可。

营养分析：鸡蛋、豆腐不仅吃起来又软又嫩，而且含有丰富的钙，适合不太会咀嚼的宝宝来补钙。

鱼菜米糊

原料：米粉、鱼肉、青菜各 15 克，盐适量。

制法：米粉加水浸软搅为糊；鱼肉、青菜洗净后剁成泥。锅中倒入米粉煮沸，加青菜、鱼肉泥搅拌均匀，煮至熟透，加盐调味即可。

营养分析：鱼肉中含有丰富的钙，不仅利于儿童吸收，为骨骼发育添砖加瓦，还能为身体补充其他所需的营养元素，不妨常做给孩子食用。

香椿芽拌豆腐

原料：嫩香椿芽 1 小把，盒装豆腐 1 盒，盐、香油各少许。

制法：嫩香椿芽洗净后用开水焯 5 分钟，挤出水切成细末；把盒装豆腐倒出盛盘，加入香椿芽末、盐、香油拌匀即可。

营养分析：香椿芽拌豆腐清香软嫩，含有丰富的大豆蛋白、钙质和胡萝卜素等营养元素，很适合宝宝食用。

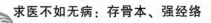

虾皮紫菜蛋汤

原料：虾皮 15 克，紫菜半块，香菜 1 棵，鸡蛋 1 个，香油、盐、葱花、姜末各适量。

制法：虾皮洗净；紫菜撕成小块；香菜择洗干净切小段；鸡蛋打散备用。用姜末炝锅，下入虾皮略炒，加水适量，烧开后淋入鸡蛋液；随即放入紫菜、香菜，并加香油、盐、葱花适量即可。

营养分析：虾皮紫菜蛋汤口味鲜香，含有丰富的蛋白质、钙、磷、铁、碘等营养素，对宝宝补充钙、碘非常有益。

2. 适合 2~3 岁宝宝的补钙食谱

松子毛豆炒干丁

原料：松子 200 克，香干 4 片，毛豆 50 克，枸杞 10 克，姜、盐、白糖、麻油、高汤各适量。

制法：松子放入锅中炒香；毛豆用滚水烫熟后过冷水沥水备用；香干切小丁；枸杞洗净；姜切末。锅中倒入适量油，放入姜末爆香，加香干、枸杞翻炒均匀，倒入毛豆、高汤，加盐、白糖调味，煮至收汤，洒上松子拌匀，淋麻油，盛入盘中即可。

营养分析：松子毛豆炒干丁含有丰富的钙及优质植物蛋白、B 族维生素等，非常适合当作宝宝的补钙食谱食用。

鱼松

原料：黄鱼肉 750 克，葱、姜、盐、麻油各适量。

制法：黄鱼肉去皮，洗净，切段；葱切段，姜切片。黄鱼肉段放入碗中，加葱段、姜片上锅隔水蒸 20 分钟取出；拣去调料，控干水分，顺着鱼肉纹理撕成丝，放入热油锅中翻炒均匀，加盐调味，继续炒至鱼肉没有水分，边炒边揉至鱼肉发松发亮即可。

营养分析：鱼松含有人体所需的多种必需氨基酸和维生素 B_1、维生素 B_2、烟酸及钙、磷、铁等无机盐，可溶性蛋白多，脂肪熔点低。加上其易被人体消化吸收，所以对于儿童摄取一定的钙质非常有帮助。

虾仁豆腐泥

原料：虾仁 200 克，豆腐 1 块，西蓝花 100 克，胡萝卜半根，盐、糖各少许。

制法：豆腐洗净，加入少量盐碾成泥；虾蒸熟，去壳，碾成虾泥；胡萝卜洗净，削皮切末；西蓝花洗净，掰成小朵，放入开水中焯一下捞出切末。锅中倒入适量油烧热，放胡萝卜炒至五成熟；加虾泥、豆腐泥继续翻炒至材料八成熟；加西蓝花末炒至熟透，加盐、糖调味即可。

营养分析：虾肉钙、镁营养丰富，而且钙、镁的比例搭配刚好最适合人体吸收，此外，虾肉中的维生素 D 含量也相当丰富，且肉质松软，易消化，不仅适合宝宝补钙，而且还有健脑功效。

虾皮白菜鸡蛋包

原料：虾皮 50 克，白菜 100 克，鸡蛋 1 个，面粉、盐、油、酱油各适量。

制法：将虾皮加入清水中泡软后切碎；鸡蛋打散，炒熟，加入虾皮搅拌均匀；小白菜洗净略烫一下，切碎，加入鸡蛋虾皮调成馅料；面粉和好，略醒一醒，包成提褶小包子，上笼蒸熟即可。

营养分析：虾皮有"钙的仓库"的美誉，含有大量的钙、磷等营养元素，加上鸡蛋和烫过去掉草酸的小白菜，更有利于钙在肠道吸收，适合宝宝食用。

3. 适合4～6岁儿童的补钙食谱

海带拌腐竹

原料：水发腐竹、水发海带各200克，熟猪瘦肉100克，胡萝卜25克，黄瓜40克，小香葱、蒜、麻油、酱油、盐、醋、芝麻酱各适量。

制法：水发腐竹切丝后放入开水中焯透，捞出过凉沥水；海带、胡萝卜、黄瓜洗净切丝；熟猪瘦肉切丝；小香葱、蒜切末。将腐竹、海带、胡萝卜、黄瓜、猪瘦肉装入盘内；撒香葱末、蒜末，加麻油、酱油、盐、醋、芝麻酱搅拌均匀即可。

油菜海米豆腐羹

原料：豆腐750克，油菜125克，海米30克，葱、麻油、盐、水淀粉各适量。

制法：豆腐切丁；海米用开水泡发后切成碎末；油菜择洗干净切碎；葱切末。锅中倒入适量油烧热，下葱花爆香，加豆腐、海米翻炒均匀，放入油菜炒熟后加盐调味，勾芡，淋麻油即可。

番茄土豆鸡肉粥

原料：大米50克，鸡脯肉50克，土豆、番茄各半个，葱花、姜丝、盐各适量。

制法：大米淘洗干净，放入锅中加适量水熬粥；鸡脯肉剁成末，放入炒出香味的葱花、姜丝锅中炒熟；土豆洗净，去皮，煮熟后捞出切丁；番茄洗净，热水烫去皮，切丁，放入热油锅中煸炒至熟，与鸡肉混合搅拌均匀。待大米煮熟后，放入鸡肉末、番茄丁、土豆丁继续熬至粥熟黏稠，加盐调味即可。

营养分析：此粥富含钙、锌，经常给宝宝食用，可以实现钙锌同补。

丝瓜虾皮猪肝汤

原料：丝瓜 250 克，虾皮 30 克，猪肝 50 克，葱花、姜丝各适量。

制法：丝瓜去皮，洗净，切段，去瓜瓤；猪肝洗净，切片；虾皮用水泡软。锅中倒入适量油，放入姜丝、葱花炒香；加猪肝略炒；倒入虾皮、适量水煮沸；放入丝瓜继续煮至丝瓜熟即可。

营养分析：虾皮中含钙丰富，每百克中含量高达 2000 毫克；猪肝含有丰富的维生素 D，可以促进钙吸收，加上丝瓜补钙强骨的功效，不仅能有效帮助儿童补充钙质、利于牙齿发育，还能辅助治疗小儿缺钙形成的四肢软，防治佝偻病。

三、儿童补钙的注意事项

家长在给孩子补钙时，要注意以下几点。

1. 补钙不要过量

儿童补钙不能过量，因为补钙虽然重要，但是对于不同年龄段的人而言有不同的标准，并非多多益善，最好严格按照我国营养学会推荐的适合中国人的每日钙质供应量来补充，最多也不宜超过 800 毫克，否则容易产生不良反应。

2. 传言不可尽信

不要随意听信夸大的传言。由于钙对人体作用重大，所以很多商家会利用人们对补钙的渴望来夸大产品的作用，用"高效""高能""活性"等词语给消费者以误导，家长一定要摆正思想，即使孩子缺钙也应带去医院，请专业的医生检查治疗。

3. 补钙同时补锌、铁

儿童在补钙的同时应补锌、补铁，因为钙能抑制锌的吸收，缺锌会降低机体免疫力，造成孩子多病，而孩子多病又会影响钙、锌的吸收，导致恶性循环，影响孩子生长发育。同样的，补钙的同时也要补铁，如此才能营养均衡、身体健康。

4. 注意适当晒太阳

经常让宝宝在户外活动，适当接受阳光照射，可促进皮肤内贮存的7-脱氢胆固醇经光化学作用转化为维生素 D_3 备用，以此来辅助钙吸收。一般来说，春秋季节可直接让宝宝在太阳下接受阳光照射，夏天由于光照过于强烈，所以最好在树荫下。

5. 补钙要注意年龄段

一般情况下，4 个月以内的婴儿，每天母乳所含的钙就完全可以满足其生理需要，所以不需要额外补充钙质。在宝宝长到五六个月的时候再适当增加辅食，补充如奶制品、豆制品等含钙量丰富的食物。1 岁以内的宝宝每天奶量在 800 毫升也足以提供生长所需要的钙量，对于那些不吃母乳而喝牛奶的婴儿，建议可在医生指导下服用补钙类产品进行适当补钙。

6. 减少食物因素对补钙的影响

由于食物中还含有许多影响钙吸收和生物利用的因素，比如膳食中食盐含量高或是吃了大量蛋白质，钙就很容易从尿中丢失，影响补钙效果。菠菜、油菜及谷物的麸皮等食物中含有大量草酸或植酸，这些也会影响到食物中钙的吸收。而适当的蛋白质，膳食中的维生素 D，酸性氨基酸和低磷膳食则可提高钙的吸收，对于宝宝补钙有一定的促进作用，因此平时饮食当中家长要格外注意，帮助宝宝守好补钙关。

42

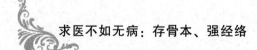

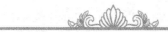

老年人养生，补钙是关键

近年来，世界卫生组织对老年人的年龄界限重新进行划分，规定60～74岁的为年轻老人，75岁以上的为老年人，90岁以上为长寿老人。所以从60岁开始，人就已经进入老年状态，需要更加注重养生。

俗话说"人老矮三分"（图2-1），人到老年，由于性腺激素水平下降，骨质成分会发生变化，骨密质逐渐变薄，骨小梁逐渐变细小，骨质逐渐疏松，易发展为老年性骨质疏松症。老年性骨质疏松症一般可影响全身骨骼，特别是脊柱和四肢的长骨，使脊柱变平，下肢

43

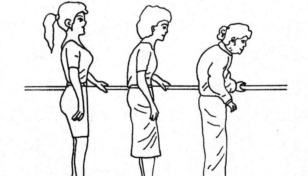

图2-1

弯曲，加上椎间盘萎缩变形，脊柱变曲，进而发展成驼背。此外，骨质疏松会导致全身乏力和腰酸背痛，严重时还会发生骨折。而这一切，都与骨骼缺钙有着千丝万缕的关系，因此老年人要更加注重补钙事宜。

一、老年人补钙拒绝垃圾钙

老年人补钙与其他年龄段的人补钙有所区别，因为老年人缺钙往往会导致骨质疏松与骨质增生同时存在。

老年人骨质疏松基本都归于老年退行性病变，骨质因缺钙而疏松，加之饮食长期摄入不足，满足不了每天的钙消耗，为了维持钙质均衡，甲状腺会分泌甲状腺激素，刺激破骨素，使骨组织中的钙释放出来，补充血钙的不足，骨钙大量进入血液导致钙内流。从骨骼内流出来的钙，含有骨浆、胆固醇等多种杂质，是老年人应该拒绝的垃圾钙。

垃圾钙从骨骼内流出来，还想再次回到骨骼中，却被骨骼拒之门外，因而滞留在骨关节处，形成骨质增生，所以才说老年人缺钙往往骨质疏松与骨质增生并存，根治的方法当然就是补充钙质。

我国推荐的老年人每日钙供给量为 800 毫克，但大多数老年人平均每日钙摄入量仅有 400 毫克左右，因此，预防老年骨质疏松与骨质增生，除了在医生的帮助下正确补钙之外，还要适当进行户外运动，增加阳光照射时间，促进体内维生素 D 的转变，同时适量补充维生素 C，防止骨质增生的出现。

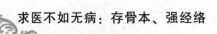

二、老人补钙推荐食谱

虾皮炒韭菜

原料：虾皮50克，韭菜250克，姜、盐、料酒各适量。

制法：虾皮洗净泡发；韭菜择洗干净切段；姜切末。锅中倒入适量油烧热，放入韭菜煸炒，加虾皮、盐、料酒、姜末继续翻炒至韭菜熟即可。

营养分析：虾皮炒韭菜富含钙质，同时还含有维生素C和纤维素，对于脾胃较弱的中老年人补钙有很大的帮助。

牛奶蛋黄汤

原料：蛋黄5个，面粉25克，熟猪肉50克，熟鸡肉片100克，鸡汤500克，盐、味精、牛奶各适量。

制法：蛋黄放入碗中打散；熟猪肉加入面粉炒成面浆；鸡肉片分装在4碗中。鸡汤煮沸，加入熟猪肉面浆打散，加牛奶、盐、味精搅拌均匀，关火兑入蛋黄搅散，汤分别倒入4碗中，分4次服食即可。

营养分析：牛奶、蛋黄均为高钙食物，同时富含磷、铁、维生素等营养成分，不仅能够补钙，还具有益气补虚、滋补强身等功效，非常适合中老年人食用。

虾仁素什锦

原料：虾仁1碗，玉米粒、豌豆各1把，火腿、胡萝卜各1根，盐适量。

制法：胡萝卜洗净切丁；豌豆煮熟；火腿切丁；虾仁放入热油锅中

煸熟盛出备用。锅中留底油,放入胡萝卜丁翻炒至半熟,下玉米粒、豌豆翻炒至熟,放入虾仁、盐翻炒均匀即可。

营养分析:虾仁营养丰富且肉质松软、易消化,对于身体虚弱的中老年人尤为适合,既能补钙又能活化血管,一举两得。

黄豆排骨汤

原料:排骨500克,黄豆100克,葱、姜、鸡精、盐、醋各适量。

制法:排骨洗净,放入沸水中焯去血水,捞出洗净;黄豆淘洗干净,放入清水中浸泡1小时;葱切段,姜切片。锅中倒入适量水,放入排骨、黄豆、葱段、姜片,盖上锅盖焖煮2~3小时,加盐、鸡精、醋调味即可。

营养分析:排骨、黄豆中均含有丰富的钙,共同熬煮成汤食用,不仅利于消化而且能增强补钙的功效,适合老年人食用。

海带烧黄豆

原料:宽海带200克,黄豆100克,葱、姜、蒜、红辣椒、盐、味精、淀粉、酱油各适量。

制法:海带洗净,切段,放入沸水中余透捞出;黄豆淘洗干净,放入清水中浸泡1小时,也放入沸水中余透捞出;红辣椒洗净,去蒂,切丁;葱、姜、蒜切末。锅中倒入适量油烧热,放入葱、姜、蒜末爆香,加入海带煸炒,加适量清水、黄豆、盐、味精、酱油烧至汤汁要收干时,加红椒丁,用淀粉勾芡,炒匀出锅即可。

营养分析:海带和黄豆均含有丰富的钙质,两者搭配可以有效补充人体所需的钙质。

牛骨浓汤

原料：牛杂骨 600 克，牛排骨、牛大骨各 500 克，芝麻 5 克，葱、姜、蒜、盐、胡椒粉各适量。

制法：牛杂骨、牛排骨、牛大骨放入清水中浸泡 1 小时，然后放入沸水中焯烫去血水；葱切段，姜切片，蒜去皮。锅中倒入适量水，放入牛杂骨、牛大骨、葱段、姜片、蒜，武火煮沸，撇去浮沫，转中火熬煮至锅中的水剩一半时，再次撇去浮沫，等汤熬成乳白色时，放入牛排骨，转文火炖 3 小时，炖的过程中随时撇去浮沫，直至煮至肉烂后，捞出排骨，刮取骨头上的肉切成薄肉片放入碗中，骨头继续熬煮至汤变成浓稠的乳白色高汤。把熬好的高汤放入盛有肉片的碗中，加葱花、芝麻、盐、胡椒粉调味即可。

营养分析：牛骨浓汤中含有丰富的钙、蛋白质，具有补充钙质，强筋壮骨的功效，适合老年人，尤其是受到骨质疏松症威胁的中老年人食用。

牛奶大枣粥

原料：纯牛奶 500 毫升，大米 100 克，大枣 6 枚，冰糖适量。

制法：大米淘洗干净，放入清水中浸泡 1 小时；大枣洗净。锅中倒入适量水，放入大米、大枣武火煮沸，转文火熬煮成粥，加纯牛奶再次煮沸，加冰糖调味即可。

营养分析：牛奶大枣粥不仅能帮助中老年人补充钙质，还能补气血、健脾胃、安神，加上其易消化的优点，非常适合中老年人食用。

47

三、老年人补钙注意事项

1. 老年人补钙要提前打基础

很多人认为步入老年之后才需要补钙，其实人大概是在 30～35 岁就开始骨量丢失，特别是绝经后的女性，在绝经后 1～10 年，骨量丢失速度明显加快，因此，要想步入老年后依然骨骼硬朗，在 35～40 岁时就应该考虑补钙的问题了。

2. 食补的同时注意补充钙片

老年人由于自身代谢能力减弱，胃肠吸收能力也相对减弱，因此对于食物中钙的吸收已经没有以前那么明显，所以，老年人在坚持食补的同时，最好咨询专业的医生，寻找适合自己的钙片，帮助身体补充钙质。一般来说，钙片当中同时含有镁和维生素 D 的，比较有益于人体对钙的消化和吸收。

3. 适当进行户外锻炼

补充足量钙之后便认为人体可以完全消化吸收是一种非常错误的想法，在补充钙质之后，老年人最好进行适当的户外锻炼，如散步、打太极拳等，如此才能促进钙运行到人体各个部位，促进钙吸收。同时，户外锻炼可以晒到太阳，阳光中的紫外线可以增加维生素 D 的合成量，再次促进钙吸收。

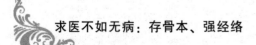

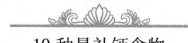

10 种最补钙食物

据调查显示，我国人民从一日三餐中可以获取大约 400 毫克的钙，如果注重食用含钙较高的食物，还能获取更多的钙质，再加上多晒太阳、科学烹调等，基本可以满足每天的钙需求。以下 10 种食物，是补钙食物中的前 10 名。

一、芝麻酱

跟所有人认为的牛奶不同，芝麻酱才是含钙食物中的冠军，每 100 克芝麻酱中的钙含量为 1057 毫克，非常适合用来补钙。

本来芝麻有硬壳，草酸含量较高，所含的营养元素被消化吸收的概率也比较低，但是经过研磨制成芝麻酱之后，吸收率会大大提升。每天吃 1 勺芝麻酱，控制在 10 克左右，即能补充大约 100 毫克的钙。而且，芝麻酱吃起来比较简单，无论是夹在馒头、花卷、烙饼等面食中，还是拌在凉菜、涮肉中，都是非常美味且营养的吃法。

芝麻酱除了含钙量较高之外，还富含其他营养元素，如每 100 克芝麻酱中约含 21 克蛋白质，高于鸡蛋和瘦牛肉，经常食用是补充蛋白质的好途径；含铁量较高，比猪肝、鸡蛋黄都高出数倍，可以防治偏食、厌食及缺铁性贫血等现象；富含不饱和脂肪酸，其中亚油酸高达50%，可以软化血管；富含卵磷脂，可防止头发过早变白或脱落等。

总而言之，每天适量食用芝麻酱能够很好地补充钙质，滋养身体，对于骨骼、牙齿及生长发育都有很大的帮助。不过由于芝麻酱脂肪含量较高，冠心病、高脂血症、肥胖者及想减肥的人最好少吃。

二、虾皮

虾皮的含钙量也比较丰富，每100克虾皮中含钙量为991毫克，仅次于芝麻酱。不过这仅仅是就含钙量而言的，因为虾皮本身较小，其中所含的钙消化吸收率没有想象中那么高，同时由于虾皮咸味较重，炒菜最多能放5~10克，做汤最多能放2克左右，所以想要用其来补钙，关键还要搭配其他补钙食物同时食用，如此才能提高钙的消化吸收率。

除了含钙量较高之外，虾皮还富含蛋白质、维生素A、氨茶碱及碘、钾、镁、磷等矿物质，既能强壮骨骼、坚固牙齿、预防骨质疏松，又能减少血液中的胆固醇含量，防止动脉硬化等。尤其是对于老年人来说，平时饭菜里放少量虾皮，对提高食欲和增强体质都很有帮助。

三、牛奶

100毫升全脂牛奶中，钙含量为676毫克，就含量而言，牛奶不是最多的，但是就吸收率和食用方便而言，牛奶绝对位居榜首。

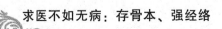

虽然牛奶是人体钙的最佳来源，而且钙磷比例非常适当，有利于钙的吸收，不过单纯喝牛奶对于补充钙质还是没有那么明显的作用，要配合户外运动，多晒太阳补充维生素 D 之后，才能促进钙的吸收和利用。

同时，如果想要利用牛奶来补钙的话，不宜与钙粉、巧克力、西蓝花、菜花、空心菜等同食，容易影响钙吸收。

牛奶除了含钙量较高之外，还富含蛋白质、乳糖、无机盐、脂溶性维生素及磷、铁、锌、铜、锰、钼等矿物质，对身体有很大的益处。但是对奶类不耐受的人不宜饮用。

四、奶酪

奶酪是非常好的钙源，每 100 克奶酪中的钙含量为 659 毫克，非常丰富。常吃奶酪不仅能够帮助骨骼发育，还能促进肠胃蠕动、增强抵抗力等。

不过奶酪不宜过量食用，因为它是经浓缩后的牛奶，脂肪、胆固醇、钠含量都大大高于液态的牛奶和酸奶，所以在早餐时少量食用即可。

除了富含钙质之外，奶酪还含有丰富的蛋白质、脂溶性维生素及铁、锌、磷、钠、钾、镁等矿物质，适量食用不仅能强壮骨骼，还能增强人体抵抗疾病的能力、促进代谢、增强活力、保护眼睛健康、保持肌肤健美、防治便秘和腹泻等。

五、芥菜

芥菜属于蔬菜中含钙量较高的食物，每 100 克芥菜的钙含量为 230 毫克。据调查研究显示，芥菜中钙的吸收率几乎可以与牛奶媲美。用芥菜来补钙，做法很多，可以炒肉丝、做汤、制馅、凉拌等，如果与豆腐搭配，补钙效果会更好。

除了含钙之外，芥菜还富含维生素 A、B 族维生素、维生素 C、维生素 D、抗坏血酸等，能增加大脑中的氧含量，激发大脑对氧的利用，有提神醒脑、解除疲劳的作用。

六、海参

海参又被称为"海人参"，因其补益作用类似人参而得名。海参含钙量丰富，每 100 克海参的含钙量为 285 毫克。

冬天吃海参效果最好，可以搭配牛、羊肉及富含维生素 C 的蔬果一同食用，以增强海参的补钙效用。

除了富含钙之外，海参还含有蛋白质、脂肪、碳水化合物、维生素及磷、铁等多种矿物质，加之胆固醇含量较低，肉质细嫩，易于消化，非常适合老年人、儿童及体质虚弱的人食用。

不过食用海参时不宜放醋，因为酸性环境会让海参中的胶原蛋白、钙等出现不同程度的凝结和紧缩，不利于吸收。

七、紫菜

众所周知，紫菜的含碘量较高，是防治甲状腺肿大的绝佳食材，不过紫菜的含钙量也是比较高的，每 100 克紫菜钙含量为 264 毫克。

据专家表示，钙与镁之间必须达到平衡，这两种矿物质才能都得到合理的利用，而紫菜不仅富含钙，还有"镁元素宝库"的美誉，因此，吃紫菜补钙更能促进钙吸收。平时制成寿司或者做成紫菜汤都是不错的食用方法。

除了富含钙、镁之外，紫菜还含有胆碱、甘露醇、铁等营养元素，能在促进骨骼和牙齿生长发育的同时帮助增强记忆力、防治贫血、提高免疫力、预防各种肿瘤等。

不过由于紫菜性寒，所以消化功能不好的人最好少吃。

八、黑木耳

黑木耳是有名的降血压食品，除了能够降血压外，黑木耳的补钙功效也很强，每 100 克黑木耳的钙含量为 247 毫克。平时可以将黑木耳炖汤、拌凉菜、炒食，不仅能够补钙、强壮骨骼、防治骨质疏松，还能利用黑木耳中所富含的胶质、蛋白质、氨基酸、维生素、矿物质等其他营养元素，帮助身体清胃涤肠、预防血栓、提高免疫力、防癌抗癌等。

不过即使黑木耳营养丰富，也存在一定的饮食禁忌，除了孕妇、出血性中风患者、血脂异常者不宜食用黑木耳之外，未煮熟的黑木耳和与田螺、野鸡搭配的黑木耳同样不宜食用。

九、海带

海带同紫菜一样，被关注的同样都是丰富的含碘量，含钙量则往往被忽视。其实每 100 克海带的钙含量为 241 毫克，也是比较丰富的。不过海带的钙大都存在于干海带中，而干海带是无法食用的，所以利用海带补钙吸收率并没有那么高。但是这里之所以提到海带是因为海带是典型的碱性食物，经常食用可以防止体内的钙流失。

除了富含钙之外，海带还含有藻胶酸、昆布素、维生素、氨基酸及碘、钾等矿物质，有防治缺碘性甲状腺肿、降压、降血清胆固醇、防治高血糖、抑制肿瘤等作用。

不过在食用海带时要注意，海带不能长时间浸泡，否则其中的水溶性维生素、无机盐等会溶解在水中，降低营养；吃海带后不能马上喝茶、吃水果，因为茶含有鞣酸、水果含有植物酸，容易与海带中的铁相结合，阻碍铁吸收；孕产妇、哺乳期女性最好不要吃海带等。

十、黑豆

黑豆的钙含量高于我们平时经常食用的黄豆，每 100 克黑豆的钙含量为 224 毫克。平时用黑豆煮汤食用，既能补钙，又能滋补养生。

除了富含钙之外，黑豆还含有蛋白质、维生素、矿物质和 18 种人体所必需的氨基酸，营养丰富而全面，能延缓人体衰老、降低血液黏稠度、美容养颜、增加胃肠蠕动。

不过黑豆炒熟后热性较大不宜多吃，否则容易上火。此外，小儿也不宜多吃黑豆。

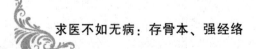

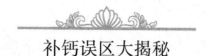

补钙误区大揭秘

钙是支持生命的重要元素，每天都在流失，也需要每天都去补充，否则就会出现骨质疏松、牙齿提前脱落等各种问题。虽然我们都知道要补钙，可是却在补钙的同时走入补钙误区，起到事倍功半的负面效果。因此，以下常见的几个补钙误区大家要记牢，以免走入补钙的"死胡同"。

一、补钙多多益善

补钙虽然有益于骨骼、身体，但是也不能完全不顾剂量，想补多少就补多少。因为补钙过多，尤其是长期服用钙剂同样不利于身体健康。

首先，补钙过多会影响铁、锌、磷等元素的吸收利用率，导致人体矿物质缺乏，影响神经组织等。

其次，补钙过多对于儿童而言尤为不利，会导致儿童骨化过早，阻碍身高的发育，并有可能因为血清钙浓度过高而引起心脏、呼吸衰竭等并发症。

再次，补钙的同时如果饮用牛奶，会引起高血钙、肾功能不全、氮质血症和眼病等，并容易导致便秘。

最后，补钙过多容易使胃酸来不及消化，无法转化成能被肠壁吸收的钙离子，只会随着粪便排出体外，造成浪费。

因此，综合调查研究表明，儿童、孕妇、老年人是缺钙的常见人群，一般成年人如果没有什么特殊原因基本不会缺钙。如果是一般性缺钙，通过调整饮食结构，多吃豆类，多喝牛奶等含钙食品即能得到改善。如果缺钙比较严重，进入中度、重度缺钙的话才需要服用药物和保健品。

二、多喝骨头汤能补钙

很多人都坚信吃什么补什么的原则，对于骨骼补钙同样也不例外，都认为骨头汤能补钙，实际上这是一种误传。

骨头放入锅中加水久炖之后，可以将骨头中的骨髓、胶原蛋白等营养元素溶入汤中，使汤汁浓厚而味美，不过这一切与钙无关。因为骨骼中的钙是羟磷灰石状态，不能溶解于水。除非在炖骨头的时候加入大量的醋，文火慢炖 2 个小时左右，才能溶解出部分钙质，帮助人体补钙。因此，用骨头汤补钙是不符合事实的。

不过，虽然骨头汤中钙质较少，但是并不意味着它一无是处，骨头汤中含有胶原蛋白、ω-3 脂肪酸、鞘磷脂等多种对人体有益的营养元素，有滋阴补阳的作用。

三、孩子应吃钙片补钙

日常生活中经常看到很多家长给孩子吃钙片来帮助孩子预防缺钙，

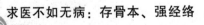

认为孩子生长发育快，补钙是应该的。其实这种做法比较盲目，在没有确定孩子是否缺钙的情况下，最好不要贸然补钙，否则会危害孩子健康。

儿童肠胃功能较弱，不要选择碳酸钙、活性钙等碱性较强的钙品；不应在服用钙品的同时饮用汽水、碳酸饮料等，以免降低吸收率；不宜过量服用钙品，否则会抑制身体对锌、铁等其他矿物质的吸收。儿童补钙还是从食物中获取比较安全，如选用奶及奶制品、豆及豆制品、海带、绿叶蔬菜、动物肝脏等。

如果儿童出现睡眠不佳、夜啼、多汗、发育迟缓等症状，多属于缺钙，此时应该及时去医院，让专业的医生帮忙检查身体是否缺钙，再进行科学补钙。

四、补钙效果与时间无关

由于钙参与新陈代谢，所以钙在人体中是不断更新的，要想确保身体内的钙平衡，应该按照时间进行补充。

每天从食物中摄取的钙，一部分会吸收到血液中，一部分会沉淀到骨骼中，同时骨骼中的一部分钙会释放到血液中，另一部分钙会排出体外，以确保血钙水平稳定。而这个保持平衡的交换过程发生在凌晨3时左右，因此，补钙的最佳时间是晚上睡前4~5小时，既利于钙吸收，又不易形成结石。

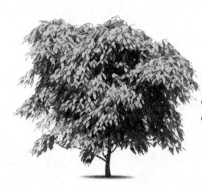

第三章

强筋健骨有良方

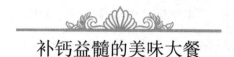

补钙益髓的美味大餐

大枣羊骨糯米粥

原料：糯米 100 克，羊骨 400 克，大枣 10 克，小香葱、姜、盐各适量。

制法：糯米淘洗干净，用冷水浸泡 3 小时，捞出，沥干水分；大枣洗净，剔除枣核；羊骨冲洗干净，敲成碎块；小香葱、姜洗净，切末。锅中倒入适量水，放入羊骨武火煮沸，转文火煮 1 小时，去骨留汤，加糯米、大枣，继续熬煮至糯米熟烂，下小香葱、姜、盐调味，稍煮片刻即可。

营养分析：羊骨中含有磷酸钙、碳酸钙、骨胶原等成分，有补肾壮骨、温中止泻等功效，对于骨质疏松、筋骨疼痛、腰软乏力有良好的防治功效。除此之外，还可用于血小板减少性紫癜、再生不良性贫血、白浊、淋痛、久泻、久痢等病的防治。

鲫鱼豆腐汤

原料：鲫鱼 2 条，老豆腐 350 克，葱、姜、盐各适量。

制法：鲫鱼去鳞、内脏收拾干净，洗净沥水，两面切花刀，放入热油锅中煎至两面金黄色捞出；豆腐洗净切小块，放入沸水中煮滚捞出；

葱切段，姜切片。锅中倒入适量水煮沸，加葱段、姜片、鲫鱼文火煮沸，放入豆腐煮至汤发白后，加盐调味即可。

营养分析：鲫鱼营养丰富，所含的蛋白质质优、齐全，且易于消化吸收，还含有丰富的钙、磷、镁、铁等元素，不仅对骨骼有好处，还对心血管、呼吸系统疾病的防治有帮助，搭配豆腐食用更能有效发挥它们的补钙作用，强身健骨。不过此汤不宜在感冒、发热期间食用。

豆腐牛肉

原料：牛肉250克，豆腐350克，葱、姜、料酒、酱油、淀粉、盐、辣酱各适量。

制法：牛肉洗净切片，加料酒、酱油、淀粉、盐腌制30分钟；豆腐洗净，切小块，用盐水浸泡片刻；葱切末，姜切片。锅中倒入适量油烧热，下姜片爆香，倒入牛肉翻炒至七分熟，加辣酱、盐翻炒均匀，加豆腐、葱末翻炒至熟即可。

营养分析：牛肉富含蛋白质、氨基酸等营养元素，对强健筋骨、改善腰腿酸软有效。搭配豆腐食用，可以增强补钙作用。不过牛肉的胆固醇、脂肪含量较大，纤维也粗糙不易消化，所以幼儿、老年人及体质虚弱者不宜多吃。

杜仲党参煲乳鸽

原料：乳鸽300克，杜仲25克，党参15克，姜、盐各适量。

制法：乳鸽处理干净，放入沸水中焯烫捞出备用；杜仲、党参洗净；姜切片。锅中倒入适量水，放入乳鸽、杜仲、党参、姜片武火煮沸，转文火慢炖3小时左右，加盐调味即可。

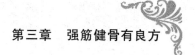

营养分析：乳鸽蛋白质含量高，脂肪含量低，同时富含钙、铁等营养元素，能滋养身体。此外，乳鸽含有软骨素，经常食用可以有效改善骨质增生，搭配杜仲还可对慢性关节炎、骨结核等疾患起到调理效果，辅助党参增强造血等功能，此汤可谓是补钙益髓、滋养骨骼的上佳菜品。

蟹黄三丝羹

原料：螃蟹2只，鸡肉、竹笋、豆腐各100克，香菜、姜、盐、料酒、高汤、淀粉各适量。

制法：螃蟹蒸熟，取出蟹黄和蟹肉；豆腐切块；鸡肉、竹笋切丝，鸡肉加淀粉、盐腌制片刻，放入锅中炒熟盛出备用；香菜、姜切末。锅中倒入适量油烧热，下姜末煸香，放入蟹肉、蟹黄，加盐、料酒炒一下盛出。锅中倒入高汤，放入鸡肉丝、竹笋丝、豆腐块、蟹黄蟹肉、盐煮熟，撒香菜提味即可。

营养分析：螃蟹肉有清热、散血结、续断伤、理经脉和滋阴等功效，豆腐富含蛋白质及钙、磷、镁等矿物质，营养丰富而全面，两者搭配食用可以满足人体一天对钙的需求量，对骨骼健康极为有益。

萝卜干煎蛋

原料：萝卜干100克，鸡蛋2个，葱花、盐各适量。

制法：萝卜干洗净切丝，放入热油锅中炒香盛出备用；鸡蛋磕入碗中，加葱花、盐、萝卜干丝搅打均匀。锅中倒入适量油烧热，下入搅拌均匀的萝卜干蛋液摊平，煎熟即可。

营养分析：萝卜经过紫外线照射，晒成萝卜干后会生成维生素D，

63

配合鸡蛋食用能够加强人体对钙的吸收，同时还能补充蛋白质、维生素等多种对骨骼、身体有益的营养元素，能够健骨强身。

猪蹄黄豆汤

原料：猪蹄 100 克，黄豆 250 克，姜、盐各适量。

制法：猪蹄敲碎；黄豆淘洗干净；姜切片。锅中倒入适量水，放入猪蹄、黄豆、姜片炖至汤汁浓稠，加盐调味即可。

营养分析：黄豆营养元素全面，能治折伤、续筋骨，搭配猪骨炖汤食用，可以补钙健骨。不过黄豆在食用时一定要煮烂煮透，否则不易消化，脾胃虚弱者不宜食用。

洋葱炒鱿鱼

原料：洋葱 1 个，鱿鱼 300 克，盐、糖、酱油各适量。

制法：洋葱洗净切丝；鱿鱼洗净切条，放入沸水中焯烫捞出。锅中倒入适量油烧热，放入鱿鱼煸炒片刻，加盐、酱油、洋葱翻炒至上色，加糖提味翻炒均匀即可。

营养分析：洋葱富含钙、铁元素，对补钙健骨非常有用，常吃可以提高骨密度，有效预防骨质疏松。而鱿鱼也含有大量的钙、磷、铁等成分，两者结合更利于骨骼健康和造血。不过需要注意的是鱿鱼含胆固醇较高，患有高血压、动脉硬化等心血管疾病的人最好少吃。

当归莲藕炖牛骨

原料：莲藕 400 克，牛骨 500 克，当归 15 克，姜、盐各适量。

制法：莲藕去节洗净，切段；牛骨洗净，拍裂；当归洗净，用纱布包好后放入锅中加水煮沸；姜切片。当归水中放入牛骨、莲藕、姜片，

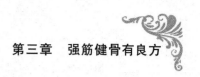

武火煮沸后转文火慢炖 3 小时左右，加盐调味即可。

营养分析：莲藕和当归都有健脾补虚、益气养血之效，辅助牛骨补钙的同时还能均衡营养，而牛骨则含有丰富的钙质和骨胶原，因此这道菜不仅对骨质疏松症相当有帮助，更有降脂、旺血的功效，对心血管系统的保护程度也很大。

榛仁莴笋炒扇贝

原料：榛仁、莴笋、扇贝以自己所需为量，盐、鸡精、料酒、香油、淀粉、蛋清各适量。

制法：榛仁用水浸泡，去掉外皮，放入油锅中炸脆；莴笋去皮、切丁；扇贝肉洗净，切丁，同莴笋一起放入沸水中焯一下捞出；淀粉加蛋清调成糊状，放入扇贝肉、盐搅拌均匀腌制一下。锅中倒入适量油，放入扇贝丁、莴笋丁煸炒，加盐、鸡精、料酒炒熟，加榛仁，勾芡，淋少许香油即可。

营养分析：榛仁在各种坚果中含钙量最高与富含钙的扇贝相得益彰，口感也不逊色于腰果和花生，除了可以补钙之外，此膳食还可以补充蛋白质和不饱和脂肪酸。

鲜奶凉粉

原料：牛奶 300 克，西瓜 200 克，琼脂 15 克，冰糖 25 克。

制法：冰糖、琼脂放入锅中熬化，加入鲜奶煮沸后盛入方形容器中，放入冰箱制成凉粉备用；西瓜去皮、去子，切丁。将凉粉切成小块，拌入西瓜丁即可。

营养分析：鲜牛奶中含有丰富的钙质及人体必需的氨基酸和多种维

生素，可以帮助人体补充钙质，加上其口感细腻，尤其适合儿童食用，可促进儿童生长发育。

鸡肝糊

原料：鸡肝15克，鸡架汤150毫升，酱油、蜂蜜各少许。

制法：将鸡肝放入沸水中去掉血水，再煮10分钟，取出，剥去外衣，放容器内研碎备用。将鸡架汤放入小锅内，加入研碎的鸡肝，煮成糊状，加入少许酱油和蜂蜜，搅匀即可。

营养分析：鸡肝糊富含钙、磷、铁、锌及蛋白质、维生素 A、维生素 B_1、维生素 B_2 和烟酸等多种营养素，是补钙的上佳食谱。

乌鸡汤

原料：乌鸡1只，当归、南沙参、鲜枣、玉竹、枸杞各5克，花雕酒50克，姜、盐、高汤各适量。

制法：乌鸡处理干净，切块，放入沸水中焯去血水，捞出洗净，沥干水分；当归、南沙参、鲜枣、玉竹、枸杞分别洗净；姜切片。锅中倒入适量油，放入姜片爆香，加高汤、鲜枣和上述各中药材、盐、花雕酒、乌鸡炖至熟即可。

营养分析：乌鸡可以提高生理功能、延缓衰老、强筋健骨，现代研究表明，乌鸡汤中含有大量的钙质，对于防治骨质疏松、佝偻病、女性缺铁性贫血症等均有明显的功效。

玉米面饼

原料：玉米面80克，面粉40克，韭菜100克，鸡蛋2个，虾皮、芝麻油各适量。

制法：玉米面与面粉混合均匀，倒入适量的热水，用筷子搅拌至半湿无干粉状；虾皮洗净沥干，放入热油锅中炒香后盛出备用；韭菜择洗干净，切小段；鸡蛋磕入碗中，加韭菜与炒好的虾皮、盐、芝麻油搅拌成馅。平底锅中倒入适量油，放入调好的玉米面、面粉，用勺子抹平后，用手压紧实，再将馅料倒在面饼上，用勺子抹平，盖上锅盖，中火烙2分钟后，转文火煨3分钟左右至熟即可。

营养分析：玉米面和虾皮均是补钙的上佳食品，其中不仅富含钙质，还含有人体所需的多种营养元素，加上韭菜、鸡蛋烙成饼后食用，补钙效果更佳。

猪骨菠菜汤

原料：新鲜猪脊骨350克，菠菜200克，葱、姜、盐各适量。

制法：猪脊骨清水洗净，砍碎；菠菜择洗干净，放入沸水中焯烫去草酸，捞出沥水；葱切段，姜切丝。砂锅中倒入适量水，放入猪脊骨，武火煮沸，转文火炖2小时；再加菠菜煮10分钟，加盐调味即可。

营养分析：猪脊骨含有镁、钙、磷、铁等多种无机盐，菠菜中含有相应的酶，两者搭配可以加强人体对钙的吸收，补钙效果良好。

鸡蛋虾饼

原料：小虾半斤，鸡蛋2个，葱花、盐、鸡精、胡椒粉各少许。

制法：小虾洗净，控干水分，放入碗中，磕入鸡蛋，加葱花、盐、鸡精、胡椒粉搅拌均匀。平底锅中倒入适量油，将拌好的虾放入平底锅中摊平，文火烙2分钟后再翻面烙至两面金黄便可。

营养分析：钙是骨骼的主要成分，被誉为"生命的金属"，鸡蛋虾饼中钙元素丰富，营养美味的同时可以帮助人体补钙，尤其是青少年、儿童平时可以常吃。

黄酒蒸虾

原料：鲜虾 500 克，黄酒、葱、姜、盐、味精适量。

制法：鲜虾洗净，剪去须脚，沥干水分；葱洗净，切成葱花；姜去皮、洗净、切细丝。取 1 个大碗，放入鲜虾，加黄酒、盐、姜丝、葱花、味精和少许水，上笼蒸 15 分钟即可食用。

营养分析：鲜虾中富含大量的钙，还含有磷、铁、蛋白质等营养元素。能够帮助人体补充钙质，尤其是对产后新妈妈的补钙效果良好，对产后通乳也有一定功效。

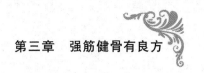

拉筋可防治腰腿痛

俗话说"筋长一寸，寿延十年"，调查研究也表明，长寿者一般筋骨都比较柔软。因此，拉筋成为很多人强健骨骼，远离亚健康的一大法宝。

之所以拉筋能让人腰酸背痛的症状有所减轻，变得步履轻快，是因为现代人有筋缩的毛病。在中医学中，筋证有筋断、筋走、筋弛、筋强、筋挛、筋萎、筋胀、筋翻、筋缩等多个分类，筋缩就是筋的缩短，会令人身体莫名酸痛、活动受限。

举一个很浅显的例子，人在很小的时候可以轻易啃到自己的脚趾头，但是随着年龄的增长，别说啃脚趾头，就连弯腰都会变得很困难，这就是筋的变短、老化造成的。现如今，人们不是天天对着电脑，就是长时间伏案工作或学习，出现筋缩非常常见。因此，每天花上几分钟拉拉筋，有助于血脉畅通，缓解筋骨不适。

一、拉筋看似简单有讲究

拉筋看似简单，随便在家里或者办公室找个门框、墙就可以辅助完成（图3-1），但是真正拉筋之后会感到双腿又酸又疼。因此，拉筋不能急于求成，否则会造成身体损伤。

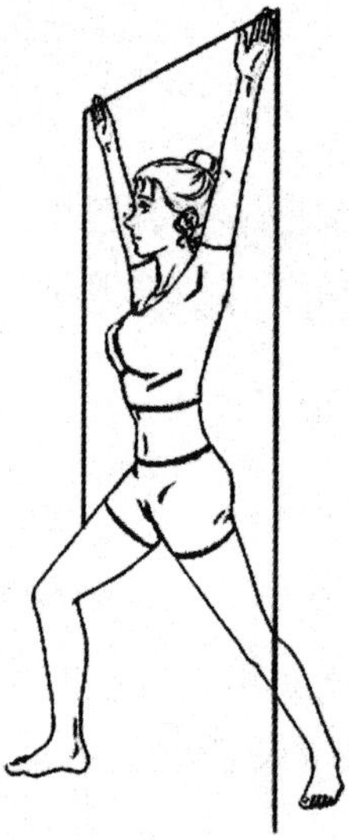

图 3 - 1

毕竟，无论是何种运动，都应该遵循人体的自然规律，而非挑战自然规律。凡是有高血压、心脏病、骨质疏松等症及长期体弱、大病初愈者等，一定要遵医嘱，不可擅做拉筋锻炼，以免适得其反。尤其是中老年人，肌腱弹性差，更容易造成不必要的损伤，严重时甚至会导致肌腱部分撕裂，造成肢体肿胀、皮肤瘀斑等。

二、拉筋要讲究原则

拉筋要讲究原则，如此才能将拉筋的好处发挥到最大。

（1）拉筋最好在每天晚上睡觉之前进行，这样既能放松身体，又能辅助睡眠。

（2）拉筋之前必须先热身，比如利用原地慢跑使体温增加，提高拉筋成效，减少受伤概率。

（3）拉筋时，动作要缓慢而温和，千万不可猛压、急压，或别人施加外力帮忙。因为用力不当非常容易造成伤害。

（4）拉筋的程度以感觉有张力或酸胀为宜，一般不要到痛的程度，否则容易受伤。

三、拉筋的常见方法

1. 全身各部位拉筋

（1）脖子和后背部分。仰卧起坐，做3次，每次起来时保持5秒；后滚翻，做8~10次；左右方向的颈部运动各5次；坐在地上，如图中最后一个动作，向两个方向各保持10秒（图3-2）。

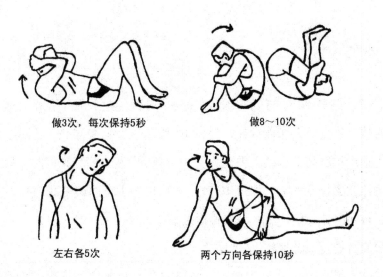

图 3-2

（2）肩膀、胸的部分。跪趴在地上，一只手伸出做支撑，身体向后压，保持10秒；找一横杠，双手打开与肩同宽握住，弯腰下压身体，保持15秒；找两竖杠或门框，双手反手抓住，身体向反方向拉伸，保持15秒；自然站立，两手手掌交叉，向上推，伸展到最高时身体向一侧弯曲，两侧交替进行，各保持8秒（图3－3）。

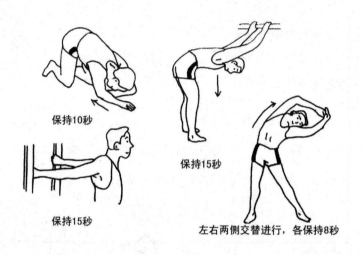

保持10秒

保持15秒

保持15秒

左右两侧交替进行，各保持8秒

图3－3

（3）胳膊部分。右手从脑后搭至左肩部，左手握住右手手肘，挺直身体，往左适量弯曲身体，保持10秒；两手手掌交叉于背后，向外向上适量拉胳膊，到最大限度保持10秒；两手手掌交叉，向上推，伸展到感觉紧绷点停住，保持15秒；平躺在床上，两腿并拢弯起，一胳膊平放在身体一侧，另一只胳膊抬起举过头顶，下压至与身体平行，两胳膊交替进行，各保持10秒（图3－4）。

（4）腰的部分。坐在地上，两腿左右分开至最大位置，两手打开与肩同宽放在腿间，下弯身体，保持30秒；坐在地上，两腿打开，一

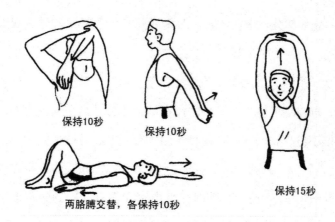

保持10秒　　保持10秒

两胳膊交替，各保持10秒

保持15秒

图 3 - 4

条腿保持伸直状态，另一条腿弯曲，抵在大腿内侧，两手抓住伸直的腿，下弯身体保持 30 秒，然后换另一侧保持 30 秒；身体自然下蹲，如同上厕所一样，保持 20 秒；坐在地上，两手后撑，两腿向后蜷起，向前向上拱起身体，保持 5 秒；坐在地上，两脚心相对，双手握在脚上，保持 40 秒（图 3 - 5）。

73

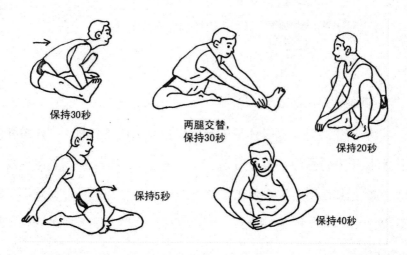

保持30秒

两腿交替，
保持30秒

保持20秒

保持5秒

保持40秒

图 3 - 5

（5）腿的部分。坐在地上，两腿展开，一条腿保持伸直状态，另一条腿抬起，一手握住踝部，一手握住脚掌，身体向前、向下压，两条腿各做10次；平躺，手抱住一条腿的膝盖，抬起，两条腿交替进行，各保持20秒；面向墙壁站立，一只手撑在墙上，另一只手握住对侧的脚部上提，两腿交替进行，各保持20秒；两手臂张开，身体平躺，一条腿搭在另一条上，转身，两腿交替，各保持20秒；取一条毛巾，坐在地上，一条腿伸直，一条腿弯曲，双手握住毛巾套在伸直腿部的脚掌上，向身体内侧拉，身体整体呈向内挤压状态，两腿交替，各保持10秒（图3-6）。

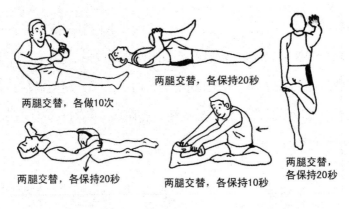

两腿交替，各做10次　　两腿交替，各保持20秒

两腿交替，各保持20秒　　两腿交替，各保持10秒　　两腿交替，各保持20秒

图3-6

2. 其他常见拉筋方法

（1）蹲式拉筋法。身体呈下蹲姿势，双手抱腿，埋头，就像婴儿在妈妈肚子里的姿势一样（图3-7），保持5~40分钟，坚持一段时间，可以把其他姿势拉不到或者拉不彻底的筋全部拉开，如颈部、胸部、腰部、尾椎、骶髂、胯部、膝盖、小腿、脚踝、脚跟等的筋缩，统统都能拉开。

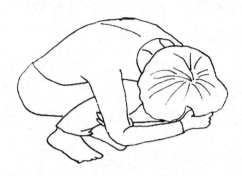

图 3 - 7

（2）开门见喜拉筋法（图 3 - 8）。找一个门框，双手扶住两边，身体与门框平行，头部直立，两眼平视前方，一脚在前站成弓步，另一脚在后腿尽量伸直，用力伸展双臂，直至有紧绷感，以此姿势，两腿交替进行，各站 3 分钟。

75

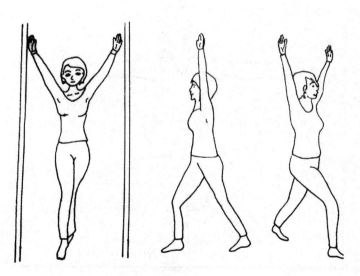

图 3 - 8

（3）爬墙摸耳拉筋法。找一面墙，面对墙壁站立，双手或单手沿墙壁缓缓向上爬摸，尽量拉伸整个身体后再缓缓退下，回到原处，反复进行20次以上；或者以一侧手指越过头顶摸对侧耳朵，两手交替进行，反复20次以上即可。

（4）金鸡独立拉筋法（图3-9）。两眼微闭，两脚分开与肩同宽，两手自然垂放在身体两侧向外侧伸展保持身体平衡，一只脚抬起放在另一条腿的小腿内侧，单腿站立，以此姿势，双腿交替进行，每天重复3次，每次站立1分钟即可。此姿势可随着日趋稳定而提高难度。比如，从一只脚抬起放在另一条腿的小腿内侧开始，逐渐提升到放在膝盖内侧、大腿内侧，增加拉筋的有效范围。

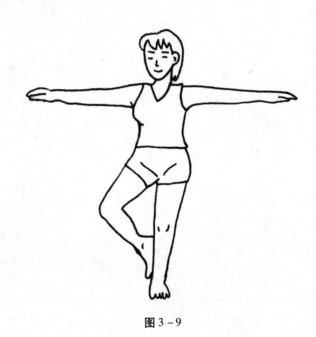

图3-9

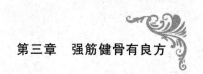

（5）天王托塔拉筋法。坐在地板上，双手上举高过头顶，掌心向上，沉肩屈肘，舌舔上颚，调匀鼻息，吸气时两手用力尽量上托，直至有紧绷感；呼气时全身放松，两掌向前下翻，将手掌在腰部收拳，掌心向上，重复 8～20 次即可。

以上这些常见的拉筋方法非常简单，坚持做一段时间对筋骨的养护有着不容小觑的作用，不仅可以拉伸全身的筋骨，缓解筋骨疼痛、僵硬、筋缩等，还能促进血液循环，减少筋骨疾病。

四季防风寒湿，避诱因

中医认为，很多疾病都跟痰湿与风寒湿三邪相结合有关。百病从寒起，体内的湿邪与风、寒相合，会造成行痹、痛痹和著痹等多种痹证，而这些痹证又会两两相合，造成各种疼痛。更重要的是，风寒湿邪侵袭人体，会影响机体经络气血、筋骨肌肉的正常功能，出现腰、背、腿等多个部位疼痛，严重的话会引起骨质增生、腰肌劳损、坐骨神经痛、颈椎病、腰椎病、肩周炎等疾病，造成关节发炎，肿胀、疼痛、变形，活动吃力等。

大部分受风寒湿侵袭致病的患者，在发病前都有出汗时受风、受凉等史，因此四季均要防风寒湿之邪。

春季雨水较多，是万物萌发的季节，是百病发生的季节，更是风寒湿邪疾病的好发季节，所以要防止受寒、淋雨和受潮，关节处尤其要注意保暖。

夏季暑热当令，不要在汗出后吹风或冲凉水澡，不要长时间吹风扇、空调，不要贪饮冷饮等，否则不仅容易受外来风寒湿侵袭，还容易在体内积聚寒气，导致内外皆寒。

秋季气候干燥，天气转凉，要及时添减衣物，做好防风防寒的准备。

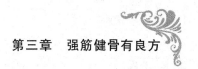

冬季寒风刺骨，更要注意保暖，最好洗衣洗菜皆用温水，避免长时间接触冷水，居住环境也最好温暖向阳，避免阴冷潮湿。

除此之外，一年四季均要做到不在水泥地、砖石地等阴冷潮湿处长时间休息、睡觉；涉水淋雨后及时擦干身体、头发，更换衣服，不穿湿衣、湿鞋、湿袜等；病后、产后注意调补，不可当风受寒受凉等。只有按照这些方法避免风寒湿邪，才能在最大程度上避免由风寒湿邪引发的疾病。

一、膳食调养固根基

中医膳食调养体现的是药食一体的营养观，对风寒湿痹引发的腰膝酸痛等有非常大的调理作用。

党参蒸鳝段

原料：鳝鱼1000克，党参10克，当归5克，熟火腿150克，清鸡汤500克，葱、姜、盐、绍酒、胡椒粉、味精各适量。

制法：鳝鱼处理干净，放入沸水中焯烫，捞出刮去黏液，去掉头尾，剩余部分切段；党参、当归洗净浸润后切片；熟火腿切片；葱切段，姜切片。锅中倒入适量水，放入一半葱段、姜片，加绍酒煮沸，放入鳝鱼段再次焯烫捞出；汤煲中放入鳝鱼段、火腿、党参、当归、葱段、姜片、胡椒粉、盐，倒入清鸡汤，用绵纸浸湿封口；上蒸笼蒸约1小时，取出启封，挑出姜、葱，加入味精搅拌均匀即可。

营养分析：此汤具有温补气血、强健筋骨、活血通络的功效，对于防治风寒湿痹引发的腰膝酸痛效果明显。

三色汤

原料：黄豆芽100克，红椒1个，姜、醋、湿淀粉、鸡汤、盐、麻油、味精各适量。

制法：黄豆芽择洗干净，放入热油锅中煸炒几下，加醋炒至八成熟，盛出备用；红椒洗净切丝；姜切丝。锅中倒入鸡汤，加姜丝武火煮沸，放入红椒再次煮沸，加黄豆芽、盐、味精搅拌均匀，用湿淀粉勾芡，淋麻油即可。

营养分析：此汤具有祛风除湿、活血通络等功效，对于防治筋骨拘挛、腰膝疼痛有效。

菊花鳝鱼

原料：鳝鱼500克，葱花、姜末、蒜泥、白糖、番茄酱、干淀粉、黄酒、醋、盐、湿淀粉、麻油各适量。

制法：鳝鱼处理干净，去头尾，切段，用刀斜劈成两片，保持末端不断，再直切几刀，保持不断，加黄酒、盐、葱花、姜末腌制几分钟，然后逐个裹上干淀粉备用；番茄酱、白糖、醋、湿淀粉一起放入碗中，加水适量调成芡汁。锅中倒入适量油烧热，放入鳝鱼炸至金黄色，鳝鱼翻卷如菊花状，捞出装盘；锅内留底油，下蒜泥爆香，倒入调好的芡汁烧沸，淋入麻油起锅，趁热浇在菊花鳝鱼上即可。

营养分析：此菜具有补虚损、除风湿、强筋骨等功效。对体虚乏力、风寒湿痹、痔疮等患者尤为适宜。

川芎白芷炖鱼头

原料：川芎、白芷各15克，鳙鱼头1个，姜、葱、盐、料酒各适量。

制法：鳙鱼头去鳃，洗净；川芎、白芷洗净，切片；葱切段，姜切片。锅中倒入适量水，放入鳙鱼头、川芎、白芷、葱段、姜片、料酒，武火煮沸后转文火，加盐煮至熟即可。

营养分析：川芎白芷炖鱼头有祛风散寒、活血通络的功效，其中鳙鱼味甘，性温，入胃经，有暖胃、益脑髓、补筋骨、去头眩、止头痛的功效；川芎味辛，性温，入肝胆心经，有活血、行气、祛风、止头痛的功效；白芷味辛，性温，入肺胃经，有祛风止痛的功效，三者合用，不仅对风寒湿痹引起的颈椎、肩胛骨痛有效，还能在一定程度上缓解风寒湿痹导致的鼻塞、头痛，日常佐餐食用，每日 1 次即可。

秦艽桑枝煲老鸭

原料：秦艽 30 克，老桑枝 50 克，老鸭 100 克，葱、姜、盐各适量。

制法：老鸭洗净，切块；秦艽、老桑枝洗净；葱切段，姜切片。锅中倒入适量水，放入秦艽、老桑枝、老鸭、葱段、姜片，武火煮沸，转文火加盐调味，继续煲至熟即可。

营养分析：秦艽桑枝煲老鸭中的秦艽有祛风湿、止痛、解热作用；桑枝有祛风湿、通经活络的作用；鸭肉有滋养脾胃的作用，三者合用对于缓解风寒湿痹导致的关节肿痛效果明显。

在用以上膳食调养身体的同时，风寒湿痹者还要注意不要食用柿子、柿饼、西瓜、芹菜、生黄瓜、螃蟹、田螺、蚌肉、海带等生冷性凉的食物；热痹患者忌食胡椒、肉桂、辣椒、花椒、生姜、葱白、白酒等温热助火之品。

二、保养骨骼的辅助方法

1. 加强锻炼身强壮

经常参加体育锻炼，如常做保健体操、气功、太极拳、广播体操及散步等，均能在很大程度上提高身体抵抗力，为抵御风寒湿邪侵袭做足准备（图3-10）。

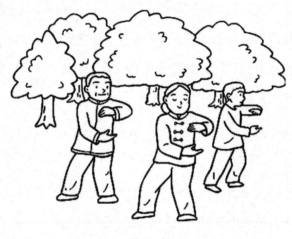

图3-10

2. 劳逸结合病不侵

中医学历来讲究饮食有节、起居有常，这是强身健骨、预防疾病的主要措施。因为过度劳累会有损正气，导致风寒湿邪乘虚而入。在临床上，有些风寒湿病，如类风湿性关节炎，即使病情基本控制，处于恢复期，还是会因为劳累而加重或复发，所以，劳逸结合才能百病不侵。

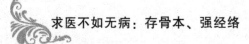

3. 心态平和很重要

在面对疾病的时候，很多人都比较注重具体的治疗方案，其实心态在防治疾病中有着不可替代的作用。在临床上，很多患者发病都是由于精神受刺激、过度悲伤、心情压抑等导致的，这也是每当生病之后，中医师都叮嘱要静养、勿生气的原因。现代医学同样研究证明，机体的免疫功能受神经和内分泌因素的调节，保持正常的心理状态，对维持机体的正常免疫功能是至关重要的。

未病先防，既病防变，对于抵抗风寒湿邪侵袭人体而言尤为适用，只有养成良好的生活习惯，保持良好的精神状态，配合适当的饮食调配和体育锻炼，才能强壮机体，从根源上增强抵御外邪侵袭的能力。

动则不衰，适当锻炼骨强健

古代有"流水不腐，户枢不蠹，动也，动则不衰"的说法，现代也有"生命在于运动"的说法。从古至今，都强调运动的重要性，说明人体需要一定的运动才能保证机体正常，预防生理衰老提前到来。

对于身体而言，运动能够调节中枢神经、内分泌等系统，提高人体免疫力，使人思维敏捷、语言流畅、动作准确；能够增强胃肠功能，改善肺功能，防治多种疾病等。最重要的是，运动能够强健肌肉，增加骨密度，对于存骨本效果明显。

骨骼是身体的支撑，能够保护内脏并保证人体自由活动，虽然摸起来很硬，像是没有生命力的物件，但是骨骼一直都处于生长变化中。肌肉会因为运动变得粗壮、结实，骨骼也会因为运动变得更加坚固。

具体来说，通过正确的运动和锻炼之后，骨骼会发生明显的变化，肌肉附着处的骨突增大，骨外层的密质增厚，里层的松质在分布上更能适应肌肉的拉力和压力，同时关节的牢固性也有所提高。这些变化使骨质更加坚固，骨骼可以承受更大的负荷，在抵抗折断、弯曲、压缩、拉

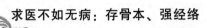

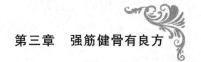

长和扭转方面的机械性能有所提高，在碰到一些不太严重的跌倒、挫伤时也不会发生骨折等意外事故。随着长期坚持运动，骨质疏松也会离我们越来越远。

对于青少年来说，运动几乎是随时随地都可以进行的，即使没有单独运动，也会在学校中得到一定的锻炼。而对于老年人来说，身体不能与青少年相比，所以运动要慎重，不能一味追求锻炼的强度和时间，需要根据个人身体情况制订合理的锻炼计划，选择符合自己的时间，适合自己的运动，挑一套合适的衣服，选一双舒适的鞋，做好热身之后再准备运动。至于如何运动锻炼对防治骨质疏松等骨科疾病有效，可从以下几个动作着手。

一、金鸡独立

两臂自然下垂，站立，呼吸自然，全身放松，提起一只脚，使身体的全部重量落在另一只脚上。最好靠近墙壁练习这个动作，以便站不稳时能扶着墙壁继续站。感到有些累的时候就休息一会儿，然后，以同样的方式换另外一只脚继续进行。

二、踮脚跟

自然站立，全身放松，手扶椅子避免摔倒，慢慢将双脚脚跟提起，使身体的全部重量落在两脚脚尖上（图3－11）。感到有些累的时候脚跟落地，休息一会再继续，每次坚持15分钟即可。

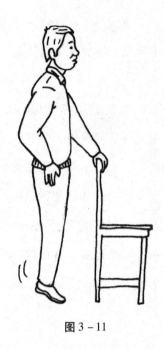

图 3 – 11

三、单脚跳

这个动作和金鸡独立一样是用一只脚来承受身体的全部重量，不一样的是着地的脚要不停地跳着，能够跳多久就跳多久，感觉累的时候休息一会儿换另外一只脚继续跳。

四、针对性体操练习

平躺，低头，下颌尽量贴近胸骨，收缩腹部，膝关节弯曲成90度，持续10秒；跪伏在地上，背部保持平直，左腿向后伸直，与向前伸的右手成一直线，10秒后换右脚左手做；坐在椅子上，两手臂支撑椅子，让身体臀部抬离椅面，持续10秒。

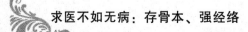

求医不如无病：存骨本、强经络

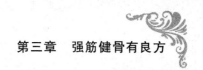

除此之外，太极、快步走、瑜伽等也是很好的有氧运动，都能提高髋部、脊椎和腕关节等容易骨折部位的骨密度，提高身体的平衡性和协调性，防止跌倒。

不过，如果已经确定自己是骨质疏松患者，在运动锻炼时一定要注意谨遵医嘱，循序渐进，每天分次锻炼，累计 1～2 小时即可。

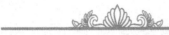

办公室一族如何保养骨骼

据调查研究显示，编辑、网络工作者、行政人员等办公室一族，有80%以上的人每天坐在办公室的时间超过8小时，而一些特殊人员，像是IT从业人员等，每天坐着的时间甚至超过12小时。现代医学研究发现，久坐不仅伤肉，还会因此引起骨骼老化、肥胖、胃病等一系列问题。

30岁左右应该是人体骨骼中矿物质含量达到最高峰值的年龄，但是现实情况却是很多这个年龄的白领骨骼中矿物质含量低于标准值，长期如此，很有可能为中老年骨质疏松等骨骼疾病埋下隐患。

日常生活中，除了遗传、疾病等因素会导致骨质疏松等骨骼疾病外，不良的生活习惯、不健康的饮食、工作压力等也是不可忽视的致病原因。

一、注重日常骨骼保养

1. 养成健康的生活习惯

想要培养健康的生活习惯，最好先摒弃抽烟、熬夜等不良习惯，因为抽烟、熬夜对身体影响极大，虽然一时半刻看不出来，但是日积月累对于身体的损伤可想而知，同时对骨骼也存在一定的影响。据调查研究显示，吸烟者的骨重量指数比不吸烟者平均低5%～10%，骨骼更容易

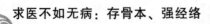

发生骨折、骨质疏松等问题；经常熬夜容易使体质变酸，而偏酸的体液容易刺激骨骼释放到血液中的钙增多，钙虽然可以中和血液中的酸，但长期如此，会大大增加发生骨质疏松、骨质增生、骨骼变形及牙损害等多种问题的概率。

2. 养成健康的饮食规律

健康的饮食规律要求一日三餐按时进食且最好荤素搭配、营养均衡。最重要的是，很多白领喜欢喝咖啡和碳酸饮料，长期如此会导致骨量流失加剧。碳酸饮料会影响人体的内在环境，使体内环境变得偏酸，长期如此容易导致缺钙；咖啡中的咖啡因能减弱人体肌肉的力量，长期缺少肌肉刺激的骨骼也会流失钙质。所以，无论是饮食营养不足以滋养骨骼，还是不健康的饮食危害骨骼，长期如此均会对骨骼造成损伤。

3. 培养和保持良好的情绪

学会缓解工作压力，培养和保持良好的情绪对于身体而言有着潜在的益处。工作之余，常去郊外等空气清新的地方散散步，做做运动，不仅能够锻炼骨骼，还能补充维生素 D，进一步促进人体对钙质的吸收，保证骨骼健康。同时心情愉悦，身体的整体状态也会有所提升，对骨骼自然也会有好处。

二、腰颈椎瑜伽保养法

平时，除了做好上述三方面的保健之外，办公室一族还要对久坐易伤的腰椎和颈椎格外关注，而瑜伽便是矫正、保养腰椎和颈椎的绝佳方法。具体来说，以下几个姿势最有用。

1. 后仰式

两腿并拢站直，吸气，骨盆向前推，双手屈肘，手指交扣抱住后脑勺，然后在脚跟不离地的情况下让身体尽量后仰。这一动作不仅能帮助身体前方所有部位得到充分放松，还能锻炼腰脊部骨骼。

2. 双腿背部伸展式

双腿并拢站直，双手分开与肩同宽，举起，伸展脊柱，上身向前弯曲，直到胸部贴住大腿，双手屈肘，指尖向前放在两脚旁。长期做这个动作可以在消除腰腿部脂肪的同时，提高背部灵活性，改善肩颈部僵硬，活动骨盆。

3. 弓步式

90

铺好瑜伽垫，跪在上面，两手掌心向后垂放在身侧，右腿向前弯曲，膝盖立起，左腿向后伸直，小腿和脚背贴住地面，形成弓步姿势（图3-12），然后上身微微挺胸后仰，眼睛看向斜上方天花板，同时右

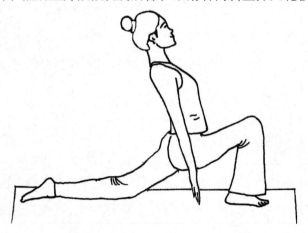

图 3 - 12

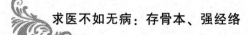

腿膝盖、脚踝保持在一条直线上，坚持几秒后换边重复相同动作。此动作能帮助减少臀部及大腿后侧的多余脂肪，使臀部重心上移，减少腹部多余脂肪，帮助骨骼减轻负担，促进消化等。

4. 侧角扭转式

在弓步式的基础上，左腿贴地，右腿弯曲膝盖，双手合十于胸前，呼气时上身向右扭转，左手肘在右膝盖外侧，眼睛看向右后方，同时身体重心稍稍向下压。做完之后换边，重复相同动作。此动作可以增加脊柱的供血，帮助养护骨骼，同时能够强烈地按摩腹内脏器，促进消化，帮助排除宿便，减少腰腹赘肉等。

5. 平板式

俯身向下，两手打开与肩同宽，撑住地面，两腿向后伸直，脚尖点地，使躯干成一直线，收紧腹部。这个动作能有效加强手腕、手臂、肩膀、腹部和大腿肌肉的力量。

6. 俯撑式

在平板式的基础上呼气，慢慢弯曲手肘夹紧身体，降低身体至极限，但不贴地。这个动作能锻炼肩膀和括约肌的肌肉，而紧实的肌肉能更好地保护骨骼。

7. 眼镜蛇式

身体俯卧于地上，两腿分开与肩同宽，向后伸直，脚背贴地，两手指尖向前，五指并拢，掌心向下放在胸部两侧地面上，先吸气收紧腹部，然后呼气手掌撑地，上身抬离地面，伸直手臂，撑起上身，抬头尽量往上看（图 3 - 13）。做的时候注意收紧括约肌，按照头部—肩膀—胸部的次序抬起上半身，尽量使胸部打开。这一动作对于腰背痛、坐骨神经痛、椎间盘突出等症状有很好的防治功效。

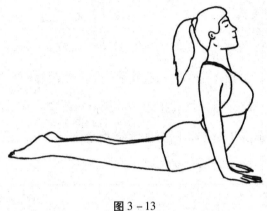

图 3 - 13

8. 下犬式

身体跪坐于地上，双手向前伸展，两脚掌向后撑地，伸直双腿，臀部向上抬起，同时双臂向前伸直掌心撑地，使身体形成一个三角形，打开肩膀和膝盖。保持膝盖、手臂伸直的姿势，颈部伸展，拉长脊椎，呼吸 3 次，放松身心。此动作能加强腿部肌肉的力量。

9. 椅子式

两腿并拢，弯曲膝盖不超过脚尖，如同坐在椅子上一样，双手向地上伸展，上身微微前倾，均匀分配骨盆和脚底的重量，并在每次吸气时夹紧臀部。此动作可以强化腹、背、臀、脚踝、大腿、小腿、脊椎等多处肌肉、骨骼的功能，增强身体的平衡能力，并能调整腹部器官与心肺功能。

10. 舞蹈式

两腿并拢站立，腹部收紧，身体向上提拉，重心平均放在两腿之上，慢慢向前伸展左臂，同时向后抬起右脚，用右手抓住右脚踝上拉，身体稍稍向前倾以稳定重心。此动作可以强健腹部、大腿、髋部、臀部肌肉，使其更具柔韧性，并能促进血液循环，提高心肺功能。

11. 站姿祈祷式

两腿并拢站直成山式，吸气时双掌合十于胸前，端平小臂，呼气时双掌互推，呼吸之间重复相应动作即可。此动作能够放松全身肌肉，让人感觉轻松。

以上这些方法对办公室一族的骨骼健康有百利而无一害，所以平时一定要坚持下来，促进骨骼健康。

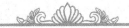

老年人如何做到人老腿不老

由于人体的双腿一直以来都在支撑身体大部分的重量，所以一旦步入中老年以后，骨骼就会随之发生变化，最先感觉到变化的部位便是膝关节，甚至很多人到了中年后期就会出现膝关节转动不灵活、下蹲困难、关节肿大、疼痛等现象。如果老年人能够认识到护腿的重要性，在日常生活中采取一些措施来保养关节，就能减少腿部不适症状的出现，保护骨骼健康。

一、注意防寒做运动

1. 注意下肢防寒保暖

中医认为，老年人腿部骨骼出现疾病多与寒邪入侵有关，平时不注意防寒，容易造成腿部气血凝滞，经络受阻，导致膝关节出现疾病。因此，老年人要做好防寒工作，下身多穿一些衣物，膝盖部位可以使用护膝等物品来加强防护，避免受寒。最重要的是，防寒工作一年四季都不能粗心大意，即使是炎热的夏季，也要注意防湿、防空调着凉等。

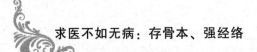

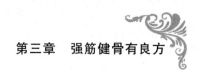

2. 经常活动下肢

一般人到老年，都喜静不喜动，而且身体也不能承受太剧烈的运动，所以经常保持一个姿势很长时间，这不仅不利于下肢的血液循环，还容易造成膝关节组织粘连，使韧带、肌肉得不到应有的锻炼，变得松弛或者僵硬，给下肢活动带来麻烦。所以老年人要通过比较和缓的下肢运动经常活动下肢，以此促进血液流通，有效防止膝关节病变。

（1）坐在床上，双腿屈跪，双手分别按在同侧大腿上，臀部坐在双足后跟上，上身缓缓地向前伏、向后仰。如此屈膝，前俯后仰连续进行50次。

（2）坐在床上，左腿自然伸直，右小腿压在左大腿上，双手按在右膝上用力向下按压，按压膝部的幅度由小到大，以能忍受为度，然后换腿进行。刚开始时由于腿部还没有适应，所以可以不拘泥于次数，以自己能承受的次数和力量为佳，经过一段时间练习以后，双手按压右膝力争能碰到床垫上，连续按压50次，然后换腿，左小腿压在右大腿上，用同样的方法，再次连续按压50次。

（3）坐在床上，双腿伸直，双脚的10个脚趾同时先伸直后弯曲，如同手指抓东西那样，伸直弯曲都要有力，连续伸曲50次，然后双脚的10个脚趾同时撑开，撑得越开越好。每撑开合拢为1次，连续撑开合拢脚趾50次。

（4）双足平行靠拢，屈膝半蹲，双手护住膝盖，使膝部作顺时针、逆时针的旋转各15次，即我们平时运动前热身所做的膝关节运动。

（5）身体直立，双足左右分开同肩宽，先将重心移至左足，抬起右足快速抖动半分钟，然后将重心移至右足，抖动左足半分钟，左右两足各抖动 10 次。

（6）身体直立，双足分开同肩宽，将重心移至左足，用右足足尖点地，正反转动踝部各 15 次，然后用同样方法正反转动左足踝部 15 次，即我们平时运动前热身所做的踝关节运动。

二、养成按摩腿部的好习惯

按摩能够刺激腿部的相关穴位，促进腿部血液循环，驱除腿部，尤其是膝关节处的寒湿，增强骨骼健康。

老年人可以将双手搓热，用以下方法按摩腿部。

1. 按摩膝盖

坐在床上或沙发上，右腿自然伸直，将左小腿放在右大腿上，两手用力从上向下的按压左膝盖，按压的力度、幅度由小逐渐变大，直到出现酸痛的感觉，然后换另一只腿重复动作。每次按压的次数为 50 次左右。

2. 敲击腿部

坐在椅子上，两手轻微握拳，先从左大腿的腿根部开始微微敲打至脚踝部位，然后再从脚踝部位往回敲打到大腿根部，重复 20 次，左右腿换边做（图 3 - 14）。

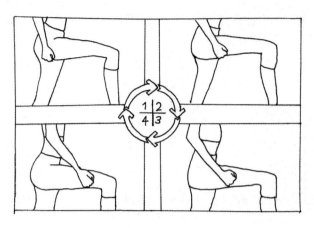

图 3 - 14

3. 按摩小腿肌肉

坐在椅子上，手指并拢伸直，掌心微微弯曲，伸出拇指，令拇指与其余手指形成"U"字形姿势，然后顺着小腿慢慢捏压即可，这样不仅能缓解小腿抽筋的问题，还能促进腿部血液循环，缓解疲劳。

4. 多提脚后跟

多提脚后跟也是一种按摩小腿的方法。两脚直立并拢，手指尖紧贴于裤缝之上，眼睛直视前方，两脚跟同时抬起，收小腹，提肛门，头上顶，两肩稍微下沉，多停留一会，两脚后跟缓慢落下，在落下过程中，脚跟在半空停留一会，缓冲一下后再落地。此动作一组 7 次，对肾和膀胱有很好的锻炼效果，对防止前列腺、足跟痛症状能起到一定的积极作用。

以上这些老年人的腿部锻炼方法，关键在于坚持，一段时间后腿部会感受到明显的效果。除此之外，还可以通过坚持散步、打太极拳、热水泡脚等方法来促进腿部健康。

合理膳食结构助力青少年骨骼发育

青少年时期是人体骨骼生长发育的最佳阶段，除了遗传因素、体育锻炼之外，对骨骼发育影响最大的就是饮食的营养结构。充足且均衡的营养是青少年骨骼发育的关键。

一、营养元素

1. 科学补充蛋白质

人体的生长发育有两个高峰期，一是从出生到 1 岁，此时婴儿的平均身高一般为 50 厘米；二是青春期，大概从 10 ~ 14 岁开始，受生长激素的影响，身高增长极快，直到 18 ~ 20 岁时，骨骼逐渐闭合，生长速度才慢慢下降。所以，按阶段、分年龄的做好营养补充对于保障青少年骨骼健康是非常重要的。我们的身高主要受长骨的增长决定，长骨的增长一是骨细胞增生，有机质生长，而有机质的主要成分就是蛋白质；二是骨盐的沉积，骨盐的主要成分是钙、磷及少量的钠、镁等矿物质。因此，青少年时期想要骨骼健康发育，关键还是补充蛋白质。

蛋白质是构成及修补人体肌肉、骨骼和各部位组织的基本物质，也是分泌各种激素的重要成分。人体缺乏蛋白质会发育迟缓，骨骼和肌肉

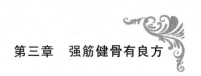

也会萎缩。蛋白质有完全蛋白质和不完全蛋白质两种，完全蛋白质含人体必需的氨基酸，质量好，吸收率也高，能够满足青少年机体生长发育的需要；不完全蛋白质所含的人体必需氨基酸不完全，而且质量差，不利于生长发育。因此，青少年要想保护骨骼健康，尤其是想长高的同时还要保持骨骼健康，膳食中必须有 1/3 或 1/2 完全蛋白质。完全蛋白质主要来源于肉类、鱼类、奶类及豆类等。

2. 植物性、动物性脂肪比例适量

人体高矮取决于人脑垂体分泌的生长激素多少，生长激素分泌多，个子就高，反之则矮。据分析表明，脑重的 50%～60% 为脂肪，其中有 40%～50% 的脂肪不能由机体本身制造，只能从食物中摄取。因此，要想长高，人体必须适当摄入一定量的脂肪。据资料表明，不饱和脂肪酸对人体生长发育十分有益，尤其是植物油中的亚油酸、亚麻酸最为重要。因此，青少年在适量摄取植物油的同时，配合适量的动物性脂肪，可以更好地促进骨骼发育。

3. 科学搭配钙、磷比例

钙、磷是构成人体骨骼的主要成分，其中钙是制造骨骼的原料，可以促进骨骼生长，增加骨密度。如果缺乏钙、磷，骨骼的生长发育就会受到阻碍，从而影响身高，所以，儿童、青少年经常吃些含钙食物十分有益。在常见的食物当中，奶制品、海产品、蛋类、豆类及绿叶蔬菜等都含有钙，不过豆类含有植酸，蔬菜类含有草酸，均影响人体对钙的吸收，所以如果想要补钙，还是食用动物性食物为好。在补钙的同时，还要适当补充大骨、虾、大豆等含磷的食物，当钙、磷比例为 1∶2 时，

青少年骨骼发育最迅速、最完全。

4. 科学补充维生素、矿物质

维生素 A、维生素 C、维生素 D 及锌、铁、镁、钠等矿物质虽然不是促进骨骼生长发育的主要成分，但也是必要元素，缺少一定量仍然会影响骨骼的生长发育。

具体来说，维生素 D 是辅助钙质吸收的一种强健骨骼的营养元素，除了可以通过每天晒 10 ~ 15 分钟太阳，食用鲑鱼、金枪鱼等鱼类获取外，还可以由人体自行制造。

锌是婴儿发育时不可缺少的营养元素，否则会导致婴儿发育不良。此外，儿童时期可以通过肉类、肝脏、海鲜、蛋类及小麦胚芽等摄取足够的锌。因此，在婴幼儿时期补充适量的锌，对于青少年时期的骨骼发育也有一定的影响。

铁对青少年骨骼发育也很重要，平时应该适量多吃一些瘦肉、动物肝脏、蛋黄或是深绿色蔬菜等来摄取足够的铁质，以满足骨骼发育的需要。

二、膳食原则

1. 饮食多样化

饮食多样化不仅对青少年骨骼发育有着重要的意义，对于青少年健康成长及学习等也有非常重要的意义。按照营养学要求，青少年一日的膳食应该有主食、有副食，有荤、有素，有吃、有喝，尽量做到多样化。以主食为例，主食不仅仅是馒头、米饭，还有面条、包子、饺子及

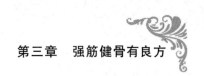

玉米、小米、荞麦、高粱米、甘薯等杂粮，因此，饮食多样化需要戒掉偏食的毛病，做到各类食物都吃一些，营养均衡。

2. 青少年每天必需的各类食物

青少年每天必需的各类食物，一般来说，每日摄取量需保证，主食300～500克（男高中生要绝对保证每天有500克主食），肉、禽类100～200克，豆制品50～100克，蛋50～100克，蔬菜350～500克。其他还应多吃水果和坚果类食品及海带、紫菜等海产品，香菇、木耳等菌藻类食物，每周也应选择食用。此外，青少年需要的钙比较多，因此除了以上基础食物之外，最好还要适量多吃一些虾皮、糖醋排骨、油煎小鱼（鱼骨可食）等，通过饮食来补充青少年骨骼发育所需要的钙。

3. 一日三餐安排好

不仅仅是青少年，除了正在接受母乳喂养的婴幼儿之外，所有的人都应该合理安排好自己的一日三餐，这样才能做到营养均衡、丰富。所谓合理安排一日三餐，即一日三餐应该符合生理功能和实际需要，如早餐要选择热能高的食物，以便有足够的热能保证上午的活动；午餐既要补充上午的能量消耗，又要为下午消耗储备能量，因此午餐食品要有丰富的蛋白质和脂肪；至于晚餐则不宜摄入过多的蛋白质和脂肪，以清淡、易消化的五谷类、蔬菜类食物为主，以免因为消化不良而影响睡眠。

4. 荤素搭配

荤素搭配不仅可以将人体所需要的营养成分补充齐全，还能让营养发挥互补作用，以此来促进食欲，增进机体对营养的吸收和利用。

具体来说，膳食营养素的摄入量可以参考中国营养学会制定推荐的"每日膳食中营养素供给量"来对照衡量，如图 3 - 15 所示。

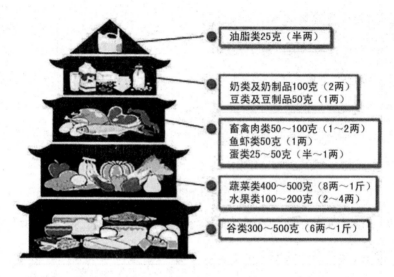

油脂类25克（半两）

奶类及奶制品100克（2两）
豆类及豆制品50克（1两）

畜禽肉类50～100克（1～2两）
鱼虾类50克（1两）
蛋类25～50克（半～1两）

蔬菜类400～500克（8两～1斤）
水果类100～200克（2～4两）

谷类300～500克（6两～1斤）

图 3 - 15

不过这里需要提醒一下，在吃好喝好的同时，青少年千万不要忘了进行科学的运动锻炼。因为运动锻炼不仅能够增强人体的血液循环，提高免疫力，而且能够加快细胞的新旧更替，刺激骨骼细胞不断新生，促进骨骼生长发育。另外，在运动时，人体的生长激素分泌也会有所增加，配合运动后的睡眠，人体分泌的生长激素数量会比平时多数倍。所以，科学的锻炼，合理的睡眠对青少年来说同膳食营养均衡是同样重要的，只要坚持，不仅骨骼发育会更为健康，还能避免身体肥胖、精神差等多种问题，对自己的一生来说都是很好的习惯。

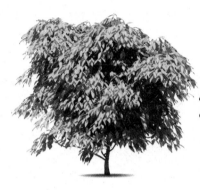

第四章

根解骨病靠自己

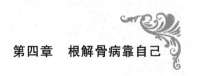

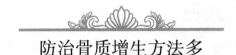

防治骨质增生方法多

　　骨质增生也被称为增生性骨关节炎、骨性关节炎，是一种常发生在中老年身上的退变性关节病，主要表现为关节疼痛、活动受限等。

　　从本质上来说，骨质增生不能算是一种病，而是人体骨骼的一种"衰老"症状，是一种正常的生理现象。随着年龄的增长，人的脊柱和关节周围的肌肉、韧带等组织会发生退行性改变，使脊柱和关节的平衡遭到破坏，出现脊柱和关节不稳定的状况。机体为了适应这些变化，恢复新的平衡状态，就会通过骨质增生的方式增加骨骼的表面积，减少骨骼单位面积上的压力，使脊柱或关节更加稳定。因此，骨质增生可以说是机体的一种自我保护机制，是一种本能。只是这种本能有时会造成疼痛、肿胀、肢体功能障碍等症状，使人感到不适，所以才会将骨质增生作为一种疾病来对待。

　　如果骨质增生没有明显的不适感，可以不用刻意去看医生，如果出现不适症状，则要及时去医院，针对病因，对症治疗。平时生活中只要积极做好预防工作，一般可以有效避免骨质增生带来的伤害。

一、骨质增生的日常预防方法

1. 保持良好的坐站姿势

平时站立时应保持正确的姿势，双膝关节微屈，臀大肌轻度收缩，自然收缩腹肌，腰椎轻度变直，减少腰骶角，增加脊柱支撑力。坐着时应选择可调式靠背椅，使腰部有所依靠，减轻腰部负担，连续坐位姿势超过1小时者，应起立活动一下腰部，防止腰部肌肉劳损、小关节移位、椎间盘损伤等（图4-1）。

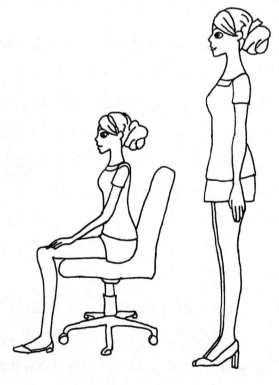

图4-1

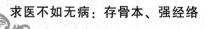

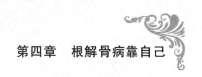

2. 保持体重避免肥胖

体重过重是诱发脊柱和关节骨质增生的重要原因之一。过重的体重会加速关节软骨的磨损，使关节软骨面上的压力不均匀，造成骨质增生。因此日常生活中应保持体重，避免肥胖，预防脊柱和关节骨质增生的发生。

3. 及时治疗关节损伤

关节损伤包括软组织损伤和骨损伤，关节的骨质增生经常与关节内骨折有直接关系。由于骨折复位不完全，造成关节软骨面不平整，容易产生创伤性关节炎。对于关节内骨折的患者来说，如果能够及时治疗，做到解剖复位，是完全可以避免创伤性关节炎和关节骨质增生的。

4. 适度补钙

随着寿命的延长，人体成骨能力降低，破骨能力相对增加，即骨吸收大于骨形成，特别是50岁以上的中老年人，血中甲状旁腺激素增加，降钙素含量也增加。因此，适度补钙可以有效预防骨质增生。

5. 适当进行体育锻炼

长期、过度、剧烈的运动或活动是诱发骨质增生的重要原因之一。尤其对于膝关节、髋关节等持重关节来说，过度的运动会使关节面受力加大，磨损加剧。长期剧烈运动还可使骨骼及周围软组织过度地受力及牵拉，造成局部软组织的损伤和骨骼上受力不均，从而导致骨质增生。所谓避免长期剧烈运动，并不是不运动，而是应该适当地进行体育锻炼，以此来预防骨质增生。因为关节软骨的营养来自于关节液，关节液只有靠挤压才能够进入软骨，促使软骨进行新陈代谢。适当的运动，特别是关节的运动，可增加关节腔内的压力，有利于关节液向软骨的渗透，减轻关节软骨的退行性改变，从而减轻或预防骨质增生，尤其是关节软骨的增生。因此，适当的体育锻炼也是预防骨质增生的好方法。

二、骨质增生的中医保健法

1. 按摩保健法

中医学认为，骨质增生是由于中年以后肾气亏损、复感外邪或外伤以后气血瘀阻、血脉凝涩不通所致，所以通过按摩以补肾壮腰、通络活血，可以达到治疗骨质增生的目的。具体来说，可以通过以下几种按摩方法进行。

（1）患者仰卧，按摩者立于患肢侧，一手扶膝关节，另一手握足跟，使患者屈膝、屈髋各 90 度，继而以膝为轴，先顺时针，再逆时针摇晃小腿各 10 次。

（2）按摩者将一手腕部放于患肢腘窝处，另一手握患者小腿，使患者屈膝，其足跟尽量靠近臀部，缓慢用力，重复屈按 10 次。

（3）患者仰卧，患肢外展约 30 度，以足离床边为度。按摩者将患肢踝部夹于大腿之间，双手把握膝关节两侧。先用按摩者自身重力缓缓牵拉患肢，边牵拉边抖动膝关节约 1 分钟。然后按摩者一手扶患肢膝关节，另一手扶患肢踝部将其盘于对侧腿上，用拇指在滑囊处、膝关节间隙处做揉、推、拨手法各 1~2 分钟。

（4）患者仰卧，让其双手反抱住头部，按摩者双手握住患肢踝部

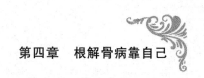

向下牵拉 1~2 分钟，牵拉的同时摇动患肢膝关节。

（5）治疗手法结束后，患者仰卧，双腿略分开，按摩者握空拳，从大腿到小腿反复叩击 10~15 次。

因为骨质增生非一日形成，所以用按摩的方法治疗骨质增生也非一日之功，要根据症状的轻重和疼痛的部位制订出按摩计划，按计划坚持治疗。

2. 中药外敷法

川芎陈醋方

原料：川芎、陈醋各 500 克，山柰 100 克。

制法：川芎、山柰洗净、晾干，混合后搅打成粉，每次取药粉 50 克，加陈醋调和，揉搓成面团状，用透气性好的纱布包裹两层，做成药布包，放在锅里蒸 5~6 分钟后取出，摊开药团，以皮肤能耐受的热度敷于骨质增生处，用纱布包扎固定，敷 2 小时后解开，让敷处透气 2 小时，再如上法将药包蒸热外敷，重复外敷、透气，以此类推，每天交替进行十敷十透即可。一般而言，一次量的药团可连蒸连敷 2~3 天，然后再换新药团即可。

功效：川芎陈醋方有活血行气、祛风止痛的功效，对于骨质增生有很好的治疗效果。

透骨草方

原料：透骨草、当归、红花、生地各 12 克，五加皮、五味子、东山核各 15 克，红花、羌活、独活、防风各 10 克，炮附子 6 克，花椒 30 克。

109

制法：将上述各药洗净，晾干，装入布袋内，扎紧放在盆中，加水煎煮15分钟，稍晾凉后托敷于颈背部，每次30分钟，每日托敷2次，每剂药连用4次，一般10天左右即可有明显的好转。

功效：此方为甘肃中医学院宋贵杰教授研制的中药托敷剂，具有活血化瘀、疏风散寒、理气止痛的效果，对于解除颈椎骨质增生的症状效果明显。

当归羌活方

原料：当归、羌活、红花、白芷、制乳香、制没药、桃仁、透骨草、郁金、降香、木瓜、补骨脂、土元、黄檗、青盐各12克。

制法：以上诸药洗净，放入锅中加适量水煎汤，倒入洗脚盆中，先用热气熏脚，待水温可以泡脚之后，用来泡脚，每天2次，15天为一疗程。

功效：此方有活血化瘀、理气止痛的功效，对于骨质增生，尤其是脚跟骨质增生有效。

看你离骨质疏松有多远

骨质疏松，一种退化性疾病，随着年龄的增长发病率也越高，以骨量低下、骨微结构损坏、骨脆性增加、易发生骨折为特征，并常常伴随疼痛、驼背、身高降低和骨折等表现（图4-2）。

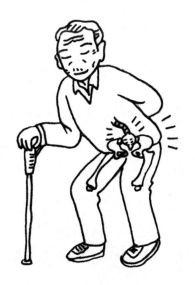

111

图4-2

骨质疏松患病早期一般没有明显的感觉，所以很多人都无法做到早发现，但是老年人、女性绝经后、母系家族有骨折史、体重低、性激素低及长期吸烟、过度饮酒或咖啡、体力活动少、饮食中钙和维生素 D

缺乏和有影响骨代谢疾病者，属于患骨质疏松的高危人群，平时应该隔一段时间便去正规医院进行骨质疏松检测，做到早诊断、早预防、早治疗。

一、骨质疏松自我检测题

（1）您是否曾经因为轻微的碰撞或者跌倒就会伤到自己的骨骼？

（2）您连续 3 个月以上服用激素类药品吗？

（3）您的身高是否比年轻时降低了 3 厘米？

（4）您经常过度饮酒（每天饮酒 2 次或 1 周中只有 1～2 天不饮酒）吗？

（5）您每天吸烟超过 20 支吗？

（6）您经常腹泻（由于腹腔疾病或者肠炎而引起）吗？

（7）您的父母有没有轻微碰撞或跌倒就会发生髋部骨折的情况？

（8）女士回答：您是否在 45 岁之前就绝经了？

（9）女士回答：您是否曾经有过连续 12 个月以上没有月经（除了怀孕期间）？

（10）男士回答：您是否患有阳痿或者缺乏性欲等症状？

以上这些问题可以帮助人们进行骨质疏松高危情况的自我检测，一般任何一项回答为"是"者，可以判断为高危人群，最好及时到骨质疏松专科门诊就诊。

二、骨质疏松食疗法

在中医学中，骨质疏松属于"骨痿""骨痹"等范畴。中医认为，肾

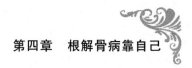

气虚损是引起骨质疏松症的主要病机。在临床上通常表现为腰背酸软、疼痛、双下肢乏力、关节酸痛等，且患者较易发生骨折。中医治疗骨质疏松症的原则重在调补肝、脾、肾三脏。中医将骨质疏松分为肝肾亏虚型和脾肾两虚型。针对不同分型和症状，可以用药膳食疗法进行防治。

1. 肝肾亏虚型的表现及药膳方

症状：腰背酸痛，两膝酸软，不能久立，或见足跟疼痛，自发性骨折，伴眩晕耳鸣，或兼见心胸烦热，手足心热，口燥舌干，舌质红、少苔，脉细数。

枸杞羊肾粥

原料：羊肾1个，枸杞15克，肉苁蓉10克，粳米50克，盐适量。

制法：羊肾剖开，去内筋膜，切碎；枸杞、肉苁蓉、粳米分别洗净。锅中倒入适量水，放入羊肾、枸杞、肉苁蓉、粳米文火煮熟，加盐调味即可。

功效：分早晚两次食用，具有补益肝肾、填精壮骨等功效，用来改善骨质疏松颇有效果。

淮杞甲鱼汤

原料：淮山药15克，枸杞10克，甲鱼1只，姜、盐、料酒各适量。

制法：甲鱼处理干净；淮山药洗净，去皮，切块；枸杞洗净；姜切片。锅中倒入适量水，放入甲鱼、淮山药、枸杞炖熟，加姜片、盐、料酒调味即可。

功效：饮汤吃甲鱼，可以起到补养肝肾、滋阴壮骨的功效。

113

桑葚牛骨汤

原料：桑葚 50 克，牛骨 250 克，葱、姜、料酒、白糖、盐各适量。

制法：桑葚洗净放入碗中，加料酒、白糖搅拌均匀，放入锅中隔水蒸熟；葱切段，姜切片。牛骨洗净，放入锅中加水煮沸，撇去浮沫，加葱段、姜片煮至牛骨发白时，捞出牛骨，加入桑葚，再次煮沸撇去浮沫，加盐调味即可。

功效：牛骨汤煮至发白，说明骨头中的钙、磷、骨胶等营养元素已经溶解到汤中了，配合桑葚饮用，可以起到滋阴补血、益肾强筋等功效。

桑葚枸杞饭

原料：桑葚、枸杞各 15 克，粳米 100 克，白糖 20 克。

制法：桑葚、枸杞、粳米分别淘洗干净，放入锅中，加水、白糖文火煎煮焖成米饭即可。

功效：此饭经常当作主食食用可以起到滋阴、补肾、壮骨等功效。

2. 脾肾两虚型的表现及药膳方

症状：腰酸腿痛，肢倦乏力，畏寒怯冷，或伴水肿，食欲缺乏，腹胀，舌胖苔白，脉虚软无力。

核桃补肾粥

原料：核桃仁、粳米各 30 克，莲子、淮山药、黑豆各 15 克，巴戟天 10 克，锁阳 6 克，盐适量。

制法：黑豆淘洗干净，放入水中浸泡 1 晚；莲子去芯；核桃仁捣碎；巴戟天、锁阳装入布袋中；粳米淘洗干净；淮山药洗净，去皮，切块。锅中倒入适量水，放入粳米、黑豆、莲子、核桃仁、淮山药、药袋煮粥，粥成时捞出药袋，加盐调味即可。

功效：酌量服食，有补肾壮阳、健脾益气的功效。

杜仲山药粥

原料：山药、糯米各 50 克，杜仲、续断各 10 克。

制法：山药洗净，去皮，切块；糯米淘洗干净；杜仲、续断洗净。锅中倒入适量水，放入杜仲、续断煎煮，去渣取汁，加糯米、山药熬煮成粥即可。

功效：常喝此粥可以起到温补脾肾、强壮筋骨等功效。

三、骨质疏松运动法

骨质疏松患者的骨头已经不像健康的骨骼那样强健，所以对于骨质疏松患者而言，运动锻炼时不宜过度剧烈，适当、适量的运动才是有效预防骨折发生，缓解骨质疏松的关键。

1. 收腹运动

仰卧于床上，两臂放于身体两侧，两脚伸直。两臂由身体两侧向上抬起至头上方，同时腹部内收，使腰背部接触床面，保持这一姿势 5 秒，然后放松还原。这个动作宜重复做 4～6 次（也可根据自身条件决定重复次数，以下同此），可加强腹背部肌肉力量。

2. 抱膝运动

仰卧床上，两腿膝关节弯曲，大小腿重叠，两手抱在两膝关节的前方（图 4-3）。然后用力使两大腿贴近胸部，保持这一姿势 5～10 秒，

115

随后放松还原。这个动作宜重复4~6次，可加强背部肌肉力量及髋、膝关节的活动能力。

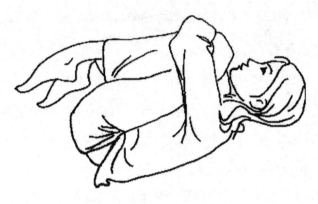

图4－3

3. 展臂屈肘运动

仰卧床上，两腿膝关节弯曲，两腿撑床面，两臂肘关节弯曲外展90度，两手指向天花板。动作过程是：两肘用力支撑床面，使背部肌肉紧张，保持这一姿势5~10秒，然后放松还原。此套动作重复做4~6次可加强上背部肌肉力量。

4. 收腹抬腿运动

仰卧于床上，两腿伸直向上抬起30度左右，两手放在腹部两侧感觉腹肌的收缩，保持这一姿势5~10秒，然后放松还原。此套动作重复做4~6次，可加强腹部肌肉力量。

5. 外展抬腿运动

右侧卧，右腿膝关节稍微弯曲，左腿伸直并向上尽力抬高，保持这一姿势5~10秒，然后放松还原（图4－4）。重复做4~6次后，换左侧卧做同样的动作，可加强髋部肌肉群的力量。

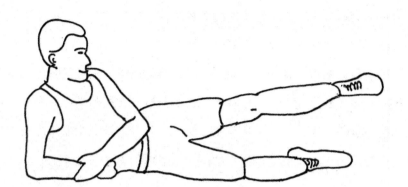

图 4 - 4

6. 后抬腿运动

两膝跪在床上，两手撑床面。左腿伸直向后方尽力抬高，保持这一姿势 5～10 秒，然后放松还原，换右腿做，两腿各重复抬腿 4～6 次，可加强腰髋部肌肉力量。

在练习这套自我锻炼时，动作应缓慢，避免用力过大或突然用力造成身体损伤，每天练习 1～2 次，只要坚持一段时间，对骨质疏松症的缓解还是会有积极作用的。

四、骨质疏松捏脊法

中医认为，脊背是五脏六腑的阴阳、精气、经络、气血的汇集之处，正中央为人体督脉，两旁为足太阳膀胱经，通过捏脊疗法进行治疗，可以调整全身的阴阳气血，使气血通达、脏腑调和、经络疏通，从而达到缓解腰背痛、治疗骨质疏松的目的。

捏脊疗法是通过"手法"来治病的，"手法"的正确与否对治疗效果有很大的影响。捏脊时双手的姿势有两种，一种是双手的中指、无名指、小指握成半掌状，示指半屈，拇指伸直，拇指指腹对准示指的第二指关节桡侧，两者保持一定的间距，虎口向前，双手示指紧贴皮肤并向前推动，将皮肤推起，然后用双手拇、示二指把皮捏起来；另一种是用拇指桡侧顶住皮肤，示、中指前按，拇、示、中三指指端夹住皮肤并捏起，同时用力提拿，双手交替移动向前，俗称翻皮肤（图4-5）。

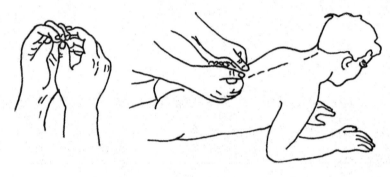

图4-5

捏脊时，让患者取俯卧位，暴露脊背部。家人站于患者右侧，先用第一种手法从尾骨部开始向上沿脊柱捏至颈部3遍，根据补泻规律，此为补法（反之，从颈部开始捏至尾骨部，自上而下为泻法），然后采用第二种手法边捏边提3遍。一般来说，肥胖者捏起的皮肤可以厚一些，瘦小的人捏起的皮肤可以薄一些，捏起的皮肤高度一般在0.5～1厘米较为适合。

用上述手法随捏随拿，随推随放，波浪式向前，每天捏脊1次，既能放松背部肌肉，又能防止骨质疏松。

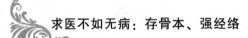

求医不如无病：存骨本、强经络

118

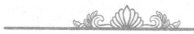

骨折莫惊慌，调养是关键

骨折在日常生活中比较常见，摔倒（图4-6）、碰撞、受伤等突发意外均可导致骨折发生。许多老年人由于骨质疏松或者平衡性差，更是骨折的高发人群。

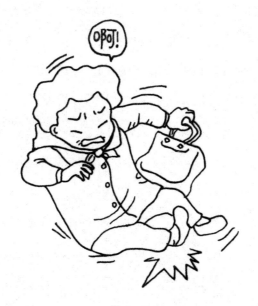

图4-6

一旦骨折后，一定要好好养护，因为骨骼的愈合是一个持续、渐进的缓慢过程，要根据"瘀散""新生""骨合"的规律有的放矢，如此才能更好地促进骨骼愈合，降低伤害，否则不仅会加剧身体的疼痛感，情况严重者甚至还会导致肢体残疾，终生受折磨。

中医认为，人体是一个内外统一的整体，由脏腑、经络、皮肉、筋骨、气血、精与津液等共同组成，只有这些物质形气相依、阴平阳秘、内外平衡才能发挥其正常生理功能。所以，对于骨折患者最好的调养，不是单单调养骨折，而是全面着手，补养身体。毕竟，形气同复，内外兼治，才能恢复整体与局部的平衡，促进骨折早日愈合。

一、骨折初期食疗方

骨折初期，即骨折后 1～2 周，此时筋骨脉络损伤，瘀血不散，气血凝滞，骨折部位会出现肿胀、疼痛等症状，对食欲、肠胃功能均会产生影响，因此，此时的饮食应以清淡开胃、易消化、易吸收的食物为主，如蔬菜、蛋类、豆制品、水果、瘦肉等，再配以一些补气活血祛瘀的药粥最好。

生荸荠饮

原料：生荸荠 100 克。

制法：生荸荠洗净，去皮，捣烂，放入锅中加清水煮沸，代茶饮用即可。

功效：此方具有清热化瘀、消积的功效，对于骨折早期伴发热者有良好的效果。

田七蒸鸡

原料：田七粉 15 克，鸡肉片 250 克，冰糖适量。

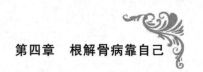

制法：冰糖研细，同田七粉、鸡肉片一起放入碗中搅拌均匀，放入锅中隔水蒸熟即可。

功效：此方有活血化瘀、消肿止血的功效，对于骨折早期体弱者有很好的调理作用。

当归桃仁粥

原料：当归9克，桃仁6克，粳米50克。

制法：当归、桃仁加水煎煮取汁，加入粳米熬煮成粥。

功效：此粥具有补血活血的作用，适用于骨折早期血虚气滞血瘀者。

桃仁粥

原料：桃仁、牛膝、木瓜各15克，红糖适量。

制法：桃仁捣烂，加水浸泡一段时间，捞出研汁去渣，倒入锅中；牛膝洗净，放入锅中加水煎汤，去渣取汁；木瓜切丁；粳米淘洗干净。将粳米、木瓜放入药汁中，加适量水、红糖熬煮成粥即可。

功效：每日1~2次，可以起到活血化瘀、通经止痛的功效，对于骨折早期气滞血瘀者有效。

当归鸽子汤

原料：肉鸽1只，三七、当归各10克，盐适量。

制法：三七、当归洗净，装入纱布袋中封口；肉鸽处理干净，洗净。锅中倒入适量水，放入肉鸽、药袋武火煮沸，转文火炖至熟，加盐调味即可。

功效：当归鸽子汤有活血化瘀、行气消散的功效，对于骨折初期的经络不通、气血阻滞的缓解有效，所以在骨折初期可以适量喝汤吃鸽肉。

黄芪首乌大枣汤

原料：制首乌 20 克，黄芪 15 克，大枣 10 枚，母鸡肉 200 克，盐适量。

制法：黄芪、制首乌洗净，装入纱布袋封口；大枣去核，洗净；母鸡肉洗净，切成小块。砂锅中倒入适量水，放入药布包、大枣、母鸡肉武火煮沸，转文火炖熟，去药袋，加盐继续炖至入味即可。

功效：黄芪首乌大枣汤有补气血、滋肝肾的功效，对于骨折初期气血虚有一定的滋养作用。

补精膏

原料：牛骨髓、炒核桃仁、杏仁泥各 120 克，山药 250 克，炼熟蜜 500 克。

制法：山药去皮，洗净，同核桃仁、枣仁泥同捣成膏状，入炼熟蜜、牛骨髓拌匀，放入砂锅中文火煮沸，搅拌至黏稠状，以瓶收贮。每日空腹食之，开水冲服。

功效：补精膏有壮元阳、益精气、助胃润肺的功效，现代研究表明，补精膏对于骨折后不同时点骨髓间充质干细胞增殖能力有影响，因此在骨折初期可以适量服用。

鹿角胶粥

原料：鹿角胶 10 克，大米 100 克，生姜 3 片，葱、姜各少许。

制法：鹿角胶捣碎；大米淘洗干净；葱切末，姜切丝。锅中倒入适量水，放入大米武火煮沸，加鹿角胶、姜丝、葱末，转文火煮至粥稠服

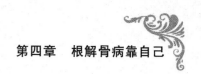

食，每日 1~2 次，3~5 天为一疗程。

功效：鹿角胶粥有补肾阳、益精血的功效，适合骨折初期患者食用。

二、骨折中期食疗方

骨折中期，即骨折后 3~8 周。此时患者的瘀肿仍然没有消尽，骨头也尚未愈合，但是从生理及精神上对骨折后的境况已经有所适应，肿胀逐渐消退，疼痛明显减轻，所以患者此时的食欲及胃肠功能也有所恢复，饮食上应由清淡转为适当的高营养，以满足骨痂生长的需要。可以多吃一些骨头汤，鸡、鱼类及动物肝脏等，以补充维生素 A、维生素 D、钙、蛋白质等营养元素，也可以多吃一些青椒、番茄、牡蛎、海米等，以促进骨痂生长和伤口愈合。此阶段可选用以下药膳，促进接骨续筋。

骨碎补猪骨汤

原料：骨碎补、丹参各 15 克，猪骨 500 克，黄豆 70 克，葱花、姜末、盐、味精、五香粉、麻油、料酒各适量。

制法：丹参洗净，晾干，切片，同洗净的骨碎补一起放入纱布袋中扎紧袋口；黄豆淘洗干净，放入温水中浸泡 1 小时；猪骨洗净，砸断。锅中倒入适量水，放入猪骨武火煮沸，撇去浮沫，加料酒、黄豆及浸泡液、药袋，转中火煮 40 分钟，取出药袋，加葱花、姜末，转文火煮至骨汤浓郁，加盐、味精、五香粉搅拌均匀，淋麻油即可。

功效：佐餐当汤，随意服用，对于骨折愈合迟缓者有很好的疗效。

123

猪骨黑豆汤

原料：猪骨 500 克，黑豆、黄豆各 70 克，牛膝、党参各 20 克，葱、姜、黄酒、盐各适量。

制法：牛膝、党参洗净，加水煎煮去渣取汁；黑豆、黄豆洗净，放入温水中浸泡 1 小时；葱切段，姜切片。锅中倒入适量水，放入猪骨、黑豆、黄豆、葱段、姜片、黄酒文火煮烂，加盐调味即可。

功效：此汤具有补肾、活血、祛风、利湿等功效。

续骨猪排汤

原料：猪排骨 200 克，肉苁蓉、续断各 12 克，生姜 5 片，盐适量。

制法：猪排骨洗净，放入沸水中余去血水，捞出洗净，沥水；肉苁蓉、续断洗净。锅中倒入适量水，放入猪排骨、肉苁蓉、续断、生姜煮熟，加盐调味即可。

功效：喝骨汤吃肉，有续骨活血、祛瘀止痛的功效，对于骨折迟缓愈合，局部疼痛的患者有很好的调理作用。

益母草煮鸡蛋

原料：益母草 15～30 克，鸡蛋 2 个，红糖适量。

制法：益母草洗净，放入锅中加水、鸡蛋同煮，待鸡蛋煮熟时剥去蛋壳，重新放入锅中加红糖略煮即可。

功效：吃蛋喝汤，每日 1 次，连服 10～15 日，有祛瘀生新、利水消肿的功效，适用于瘀血内阻型骨折早、中期瘀肿疼痛者。

补虚乌鸡汤

原料：乌鸡 1 只，当归、生地各 9 克，川芎、芍药各 6 克，盐适量。

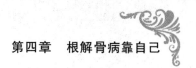

制法：乌鸡处理干净，洗净，切块；当归、生地、川芎、芍药洗净。锅中倒入适量水，放入当归、生地、川芎、芍药煎汤去渣取汁，放入乌鸡炖熟，加盐调味即可。

功效：喝汤吃肉，主要用于气血双亏的骨折患者。

五加皮乌鸡汤

原料：乌鸡肉 100 克，五加皮 15 克，巴戟天 10 克，杜仲 20 克，盐适量。

制法：乌鸡肉洗净切块；五加皮、巴戟天、杜仲洗净切细。锅中倒入适量水，放入乌鸡肉、五加皮、巴戟天、杜仲，武火煮沸，转文火炖至熟，加盐调味即可。

功效：五加皮乌鸡汤有补肾、祛风湿的功效，对于缓解骨折中期容易出现的筋骨痿软、腰酸背痛等效果显著。而且乌鸡汤营养丰富，符合骨折中期高营养的恢复标准，对骨恢复相当有效。

天麻老鸭汤

原料：老鸭 1 只，首乌 20 克，天麻 10 克，姜、盐、酒各适量。

制法：天麻、首乌洗净，用纱布袋扎紧袋口；老鸭肉切块；姜切片。砂锅中倒入适量水，放入上药袋、老鸭肉、姜片武火煮沸，转文火，加盐调味，继续炖至熟即可。

功效：天麻老鸭汤有滋五脏之阳、清虚劳之热、补血行水、养胃生津的功效，对于骨折中期的营养补充、骨恢复等均有良效。

肉苁蓉羊肉汤

原料：羊肉 200 克，肉苁蓉、续断各 12 克，绿豆 5 克，生姜、盐、酱料各适量。

制法：羊肉洗净，切块，放入锅中，加水、绿豆煮沸15分钟，捞出冲洗干净，除去膻味；肉苁蓉、续断洗净；姜切片。锅中倒入适量水，放入羊肉、肉苁蓉、续断、姜片、盐、酱料，用小火煨至肉烂熟，喝汤吃肉即可。

功效：肉苁蓉羊肉汤有温肾壮阳、利水消肿的功效，有利于促进骨折中期的滋补、消肿和瘀血消散。

当归黄芪蒸鸡

原料：母鸡1只，当归20克，炙黄芪60克，葱、姜、盐、味精、高汤、黄酒、胡椒粉各适量。

制法：母鸡处理干净，放入沸水中余透，捞出，放入凉水中洗净；当归、炙黄芪洗净，纳入鸡腹中；葱切段，姜切片。母鸡放入盆中，加葱段、姜片、高汤、黄酒、胡椒粉，用湿棉纸封严盆口，上笼蒸约两小时取出。去棉纸及葱段、姜片、炙黄芪、当归，加味精、盐调味服食。

功效：当归黄芪蒸鸡滋补效果良好，适合骨折中期所需的营养补充，对于恢复身体元气有效，可以加快骨愈合。

三、骨折后期食疗方

骨折后期，即骨折后9~12周。此时骨折部位的瘀肿基本已经被吸收完毕，一般已有骨痂生长并逐渐向骨组织转化。患者的胃口也与平时几乎无异，饮食上没有太多禁忌，进补可选用一些壮筋骨、养气血、补肝肾的药膳。

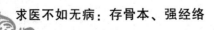

求医不如无病：存骨本、强经络

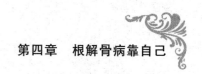

归芪杞子炖鸡

原料：母鸡 1 只，当归、枸杞各 15 克，黄芪 30 克，葱、姜、黄酒、盐各适量。

制法：母鸡处理干净，洗净；当归、枸杞、黄芪洗净；葱切段，姜切片。当归、枸杞、黄芪、葱段、姜片放入母鸡腹腔内，放入锅中加水、盐、黄酒炖熟即可。

功效：食肉饮汤，每日 1 次，可以起到补气升阳、行水消肿等功效。

羊脊小米粥

原料：羊脊骨 1 具，羊肾 2 个，小米 500 克，葱花、花椒、盐、白糖各适量。

制法：羊脊骨洗净捣碎；小米淘洗干净；羊肾去筋膜，洗净。锅中倒入适量水，放入羊脊骨、小米煮熟，加羊肾煮熟，捞出切片重新放入锅中，加葱花、盐、花椒、白糖煮至入味即可。

功效：分次温服，每日 1 剂，对于肾阳不足型骨折后期，尤其是对腰膝酸软、筋骨萎弱、四肢不温者有很好的调理作用。

乌鸡丹参汤

原料：乌鸡 1 只，丹参 15 克，枸杞、黄芪、山药、芝麻各 20 克，陈皮 5 克，葱、姜、黄酒、盐适量。

制法：乌鸡处理干净，洗净；丹参、枸杞、黄芪、陈皮洗净；葱切段，姜切片；山药洗净，去皮，切块。丹参、枸杞、黄芪、山药、芝麻、陈皮、葱段、姜片放入鸡腹内，放入锅中，加水、黄酒、盐煮熟即可。

功效：先喝汤后吃肉，能起到健脾开胃、调补气血等功效。

枸杞栗子乌鸡煲

原料：乌鸡1只，枸杞10克，栗子10颗，盐适量。

制法：乌鸡处理干净，切块；枸杞洗净；栗子去皮。锅中倒入适量水，放入乌鸡、枸杞、栗子炖熟，加盐调味即可。

功效：吃肉喝汤，可以起到补虚养血、保养脾胃等功效，适合体虚血亏、肝肾不足、脾胃不健的骨折患者食用。

枸杞猪腰汤

原料：猪腰1对，枸杞、姜、盐、小茴香粉各适量。

制法：猪腰去筋膜洗净，切块；枸杞洗净；姜切片。锅中倒入适量水，放入姜片、枸杞、猪腰煮熟，加盐、小茴香粉调味即可。

功效：吃猪腰喝汤，能够起到益肾阴、补肾阳、固精强腰等功效。

枸杞桃仁鸡丁

原料：嫩鸡肉500克，枸杞90克，核桃仁150克，葱、姜、蒜、盐、味精、白糖、胡椒粉、鸡汤、麻油、水生粉、黄酒、蛋清各适量。

制法：嫩鸡肉洗净，切丁，加盐、黄酒、味精、胡椒粉、蛋清、水生粉调匀上浆；盐、味精、白糖、胡椒粉、鸡汤、麻油、水生粉调成芡汁备用；葱、姜、蒜切末。锅中倒入适量油烧至五成热，下核桃仁，用温火炸透，放入枸杞，翻炒片刻起锅，沥油。锅中留底油，烧至五成热，投入鸡丁迅速划散，盛起。锅内留余油，放葱、姜、蒜末炒香，加鸡丁，倒入芡汁速炒，随即投核桃仁和枸杞，炒匀即可。

功效：枸杞核桃鸡丁有补肾固精、温肺定喘、润肠通便的功效，对于骨折后期容易出现的腰痛脚弱、大便燥结等效果良好。

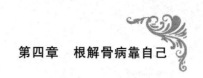

枸杞粥

原料：枸杞20克，粳米50克，白糖适量。

制法：枸杞、粳米分别洗净，放入锅中加水，文火烧至微滚到沸腾，待米开花，汤稠有油出现即停火焖5分钟，加入白糖，每日早晚温服即可。

功效：枸杞粥有滋补肝肾、益精明目、养血、增强人体免疫力的功效，对于骨折后期的调养效果良好，有利于骨折患者恢复。

四、骨折各阶段的功能恢复锻炼

骨折后，肢体经过长期固定容易引起关节活动障碍，甚至完全僵硬。很多患者由于不清楚要进行功能锻炼，待骨折愈合后才发现关节已经失去了活动度，此时锻炼，为时已晚，容易造成不同程度的残疾。因此，在骨折或手术后3~6周内进行早期功能锻炼是预防关节活动障碍最主要的措施。此处的3~6周是一般骨折人群大体可以锻炼的时间，具体时间需要根据骨折的部位、年龄及程度来决定，特别是要定期复查X线来判断骨折愈合情况。

骨折后的功能锻炼，可以促进血液循环，促进肌力恢复，防止废用性肌肉萎缩，促进骨折早日愈合，因此以腿部骨折为例，可以通过以下方法进行功能锻炼。

骨折初期，即伤后1~3周，此时主要锻炼肌肉的收缩和舒张。可以进行股四头肌的等长收缩训练。进行髌骨的被动活动，随时将髌骨向左右推动，防止膝关节僵直、粘连。进行足趾关节和趾间关节的活动，促进静脉回流，减轻水肿。不过锻炼的时候要注意，骨折部位上下关节暂不活动。

骨折中期，即伤后 3 ~ 6 周，此时可以进行非固定关节的屈伸活动，逐步活动骨折部位上下关节，加大肌肉锻炼的强度。如仰卧直抬腿；进行膝关节、踝关节、足趾和趾间关节的锻炼，防止废用。

骨折中后期，即伤后 6 ~ 8 周，在患者的能力控制下，加大伤肢的活动范围和次数。如有针对性地对存在障碍的关节和肌肉进行锻炼，为拄拐下地做准备。

骨折后期，即伤后 8 ~ 12 周，练习下地行走。如患者先拄双拐，伤肢不负重行走，练习 15 天；拄单拐伤肢略负重行走，负重程度顺序为 10 千克、15 千克、20 千克，以 5 千克为单位递增，直至可负重本人体重的 50% 后，即可弃拐行走；除行走外，还可进行以下练习，双足站立下做踮足尖练习、下蹲练习、踝内外翻的抗阻练习、上下台阶、负重直抬腿、压膝关节、压踝关节。

压膝关节的做法：不需要锻炼的腿，单腿站立。需要锻炼的腿，单腿跪在高度合适的台子上（例如，床），然后，上半身往下压，直到膝关节不能弯曲为止。压一定时间，需要伸直休息活动一下，再压，否则连续压的时间过长就不太好了。

压踝关节的做法：需要锻炼的脚，踝关节往外翻，然后利用身体的重量往下压，使活动范围尽量大。压一定时间，需要伸直休息活动一下，再压，否则连续压的时间过长就不太好了。压内翻、上翻、后翻的活动范围，与此类似。

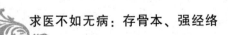

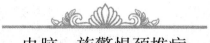

电脑一族警惕颈椎病

电脑一族，天天对着电脑，无论是上网、聊天、玩游戏，还是辛辛苦苦地工作，长期如此都容易引发颈椎病（图4-7）。

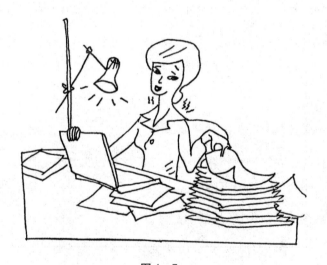

图4-7

颈椎病，又称颈椎综合征，是一种以退行性病理改变为基础的疾患，包括颈椎骨关节炎、增生性颈椎炎、颈神经根综合征、颈椎间盘脱出症等。

从临床表现看，颈椎病的症状多样而复杂，多数患者开始症状较轻,以后逐渐加重,会出现头、颈、肩、背、手臂酸痛,颈部僵硬,活动受限等症状,并伴随出现头晕、目眩、恶心呕吐、上肢无力、手指发麻等症状,严重的话甚至会卧床不起,大、小便失控等。

如果日常生活中没有做好颈椎病的防治工作,一旦患病不仅影响正常生活,还会造成精神问题。

一、电脑一族颈椎病小测试

颈椎病情况复杂,较难治愈,如果在初期不能及时发现,就会越发严重,累及全身。以下这个测试可以帮助大家检测是否已经患上颈椎病,以防患未然。

(1)是否经常会感到颈椎后部酸痛,有时还会发出"咯咯"的声音?

(2)是否会有耳鸣、耳堵的情况?

(3)是否会在旋转头颈时出现头痛或头晕的情况?

(4)是否发觉视力下降?

(5)四肢是否出现过发麻的感觉?

(6)向下低头时,是否会出现全身麻木或有"触电"的感觉?

通过测试后,如果出现其中1~2条,即表明已经患有颈椎病,但是病情并不严重,可以按照本书中所提供的方法来治疗。如果出现其中5~6条,则表明病情已经很严重,需要到医院接受医生的专业治疗并结合后面所提供的方法进行辅助治疗。

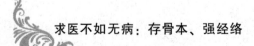

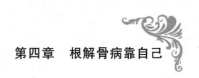

二、颈椎病预防方法多

1. 劳逸结合，坚持颈部锻炼

每伏案工作 1 小时后及时起身活动 5 分钟，或自己做一做颈部按摩，或是其他简单的松弛运动，以避免颈部肌肉因姿势长期固定、单一而造成颈部肌肉紧张，出现颈椎劳损、僵硬等症状。平时保证适当的运动量，每天再做两遍颈椎保健操，都是防治颈椎病的有效方法。

2. 显示器放低护颈部

据调查研究发现，电脑显示器高于头部时更容易导致颈椎病和眼病。这是因为当显示器高于头部时，人必须仰视屏幕，时间久了，颈部容易僵直、酸痛，导致颈椎病的发生。而如果显示器低于头部则会缓解这一症状，因为眼睛可以俯视显示器，使电脑操作者能够变换更多的颈部姿势，加强颈部舒适度。此外，用电脑时最好正视电脑屏幕，不要从电脑的左侧或是右侧看显示器，那样会加重颈部负担。

一般来说，显示器与眼睛的水平视线在 15～50 度是最科学的设置，可以有效地保护眼睛。所以平时应该将显示器进行合理调节，使电脑操作者保持视觉和姿势比较舒服的状态（图 4 - 8）。

3. 保持头颈姿势正确

电脑桌、椅、计算机之间的位置要适中，坐着时注意放松脖子，双手要有承托，脚平放，切忌缩起肩膀，收紧颈部肌肉。可以在电脑椅的后面放一个软垫，用来支撑脊骨弧度，使背部得到承托，以此减少颈部、背部的压力。

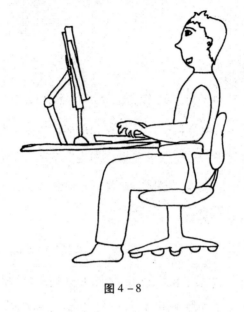

图 4 - 8

三、中医方法治疗颈椎病

1. 矿物盐热敷

将矿物盐放入比较柔软且比较结实的棉质袋内，扎紧袋口放入微波炉中，中火加热 3 ~ 4 分钟，取出晾凉至稍有温度即可将其放在颈部热敷。直到矿物盐袋的温度过低时，取下再次放入微波炉中加温。为保持温度，可以在矿物盐袋的外面围一层保温的毛巾。

矿物盐热敷时，时间不用严格限制，根据个人体质制定，感觉到热量透过颈椎直达肩内时即可。每周坚持几次，对于缓解因电脑引发的颈椎疲劳效果显著。

2. 中医药枕疗效佳

中医认为，头为精明之府，气血皆上聚于头部，所以使用中医药枕

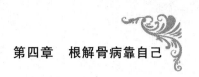

可以使药物直接作用头部、颈部，并从呼吸道吸收，进入血液循环而作用于全身，从而起到扶正祛邪、调节气血、平衡阴阳等功效。

取当归、川芎、辛夷花、羌活、藁本、制川乌、乳香、没药、葛根、红花、赤芍、菖蒲、灯芯草、桂枝、细辛、白芷、丹参、防风、威灵仙、冰片、合欢花、吴茱萸各 30 克，研为粗末，装成不超过 10 厘米高度的枕芯。每日睡觉时枕不少于 6 小时，连用 3 ~ 6 个月即可有效缓解颈椎病。不仅如此，长期枕这样的枕头，还能对高血压、脑动脉硬化、风湿性关节炎、腰椎病等起到不同程度的防治作用。

不过使用中医药枕时要注意：药枕作为一种外用治疗手段，见效缓慢，一般需常年使用；有药物过敏现象者应立即停止使用；药枕要保持干燥，隔一段时间最好放在阴凉通风的地方晾晒，并注意防蛀。

3. 穴位按揉颈椎舒

（1）按揉肩井穴（图 4 - 9）。肩井穴在肩上，位于大椎（低头，后项部最高的骨节突起，即第七颈椎椎体下缘）与肩峰末端连线的中点处，是治疗项部、肩部、背部疾患的关键要穴，对于颈椎病、肩背疼痛和肌肉僵硬等有很好的缓解作用。

自己操作时，可以先用左手指腹用力按揉右肩井穴，然后再用右手指腹用力按揉左肩井穴，交替进行至出现酸麻感即可。

给别人按揉时，可以用肘尖抵压在穴位上按揉，这样不仅省力，而且按揉力度还可深入到身体的内部，效果更好。

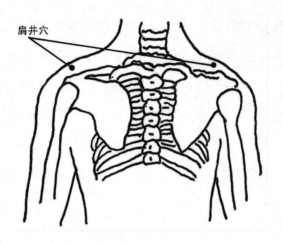

肩井穴

图 4-9

（2）按揉风池穴（图 4-10）。风池穴位于项部，当枕骨之下，与风府穴相平，胸锁乳突肌与斜方肌上端之间的凹陷处。此穴具有平肝息风、祛风解表的作用，常用于治疗颈椎病所致的头晕、头胀痛、颈项强痛不适、颈椎活动受限等。

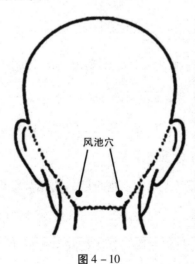

风池穴

图 4-10

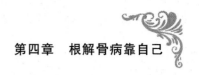

按摩时，被按摩者取坐位，按摩者站在被按摩者身后，一只手扶住被按摩者的前额，另一只手用拇指和示指分别置于被按摩者的风池穴处，揉捏半分钟左右，以局部有酸胀感为佳。

4. 常做颈椎病徒手操

徒手操是简单易行，可以随时随地做的一种防治颈椎病的运动。具体有以下6个动作。

（1）与项争力。两肘屈曲，双手十指交叉抱于头后枕部，两腿分开与肩宽。头用力后仰，双手同时给头一定的阻力。坚持这个动作10秒后放松2秒，重复12~16次。

（2）回头望月。两腿分开与肩同宽，两臂自然下垂，两腿微屈，左手上举，手掌置于头后，右手背置于腰背后，上体前倾45度，左右旋转，头随旋转向后上方做望月状，重复6~8次。

（3）托天按地。两腿并立，两臂自然下垂，右肘屈曲，掌心向上，伸直肘，掌向上托起；左肘微曲，左手用力下按，头同时后仰，向上看天，左右交替，重复6~8次。

（4）前伸探海。两腿分开与肩同宽，双手叉腰，头颈前伸并转向右下方，双目向前下视。左右交替，重复6~8次。

（5）伸颈拔背。两腿分开与肩同宽，双手叉腰，头颈部向上伸，如顶球，每次持续3~5秒，重复12~16次。

（6）金狮摇头。两腿分开与肩同宽，双手叉腰，头颈放松，缓慢做大幅度环转运动，依顺时针和逆时针方向交替进行，各6~8次。

四、颈椎病的食疗辅助法

川芎白芷炖鱼头

原料：川芎、白芷各 15 克，鳙鱼头 1 个，姜、葱、盐、料酒各适量。

制法：川芎、白芷洗净，切片；鳙鱼头洗净；葱切段，姜切片。锅中倒入适量水，放入鳙鱼头、川芎、白芷、姜片、葱段、盐、料酒，先用武火烧沸后，转用文火炖熟。佐餐食用，每日 1 次即可。

功效：川芎白芷炖鱼头有祛风散寒、活血通络的功效，对于治疗颈椎病有一定的辅助疗效。

天麻炖鱼头

原料：天麻 10 克，鲜鳙鱼头 1 个，姜 3 片，盐适量。

制法：天麻、鳙鱼头洗净，放入炖盅，加姜片，放入锅中隔水炖熟，加盐调味即可。

功效：天麻炖鱼头有补益肝肾、祛风通络的功效，适用于颈动脉型颈椎病。

葛根煲猪脊骨

原料：葛根 30 克，猪脊骨 500 克，盐适量。

制法：葛根洗净，去皮，切片；猪脊骨切段。锅中倒入适量水，放入葛根、猪脊骨，武火煮沸后转文火煲至熟，加盐调味即可。

功效：葛根煲猪脊骨有益气养阴、舒筋活络等功效，适用于神经根型颈椎病。

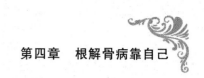

桑枝煲鸡汤

原料：老桑枝 60 克，母鸡 1 只，盐少许。

制法：老桑枝洗净；母鸡洗净，切块。锅中倒入适量水，放入老桑枝、母鸡煲汤，鸡肉熟时加盐煲至入味即可。

功效：桑枝煲鸡汤有补肾精、通经络的功效，适用于神经根型颈椎病。

生姜粥

原料：粳米 50 克，姜 5 片，葱、米醋各适量。

制法：粳米淘洗干净；葱切末，姜捣烂。锅中倒入适量水，放入粳米、姜煮至熟，加葱末、米醋调味即可。

功效：生姜粥有祛风散寒的功效，适用于太阳经腧不利导致的颈椎病。

杭白芍桃仁粥

原料：杭白芍 20 克，桃仁 15 克，粳米 60 克。

制法：杭白芍放入水中，加水煎取药液 500 毫升；桃仁洗净捣烂如泥，加水研汁去渣。锅中倒入两种汁液，加粳米和适量水同煮成粥即可。

功效：杭白芍桃仁粥有活血、养血、通络等功效，适用于气滞血瘀导致的颈椎病。

川乌稀粥

原料：粳米 100 克，川乌 12 克，姜汁、蜂蜜各适量。

制法：粳米淘洗干净；川乌洗净，晾干，研成粉末。锅中倒入适量水（水稍微多一些，粥要稀，不要稠），放入粳米、川乌末，文火熬至熟，加姜汁、蜂蜜搅拌均匀，待温热时空腹食用即可。

功效：川乌稀粥有散寒通痹的功效，适用于经络痹阻型颈椎病。

葛根五加粥

原料：葛根、薏苡仁、粳米各 50 克，刺五加 15 克，冰糖适量。

制法：葛根洗净，切碎；薏苡仁、粳米淘洗干净；刺五加洗净，放入锅中加水煎汤，去渣取汁。在盛有药汁的锅中再倒入适量水，加薏苡仁、粳米、葛根武火煮沸，转文火继续熬煮成粥，加冰糖调味即可。

功效：葛根五加粥有祛风、除湿、止痛的功效，适用于风寒湿痹阻型颈椎病。

木瓜陈皮粥

原料：木瓜、陈皮、丝瓜络、川贝母各 10 克，粳米 50 克，冰糖适量。

制法：木瓜、陈皮、丝瓜络洗净，放入锅中加水煎汤，去渣取汁；川贝母洗净，切碎；粳米淘洗干净。锅中倒入适量水，倒入煎好的药汁，加粳米、川贝母、冰糖熬煮成粥即可。

功效：木瓜陈皮粥有化痰、除湿、通络的功效，适用于痰湿阻络型颈椎病。

参芪龙眼粥

原料：党参、黄芪、桂圆肉、枸杞各 20 克，粳米 50 克，冰糖适量。

制法：党参、黄芪洗净，切碎，放入锅中加水煎汤，去渣取汁；粳米淘洗干净。锅中倒入适量水，加党参、黄芪汁，加桂圆肉、枸杞、粳

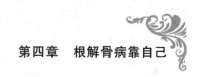

米文火熬煮成粥，加冰糖调味即可。

功效：参芪龙眼粥有补气养血的功效，适用于气血亏虚型颈椎病。

参枣粥

原料：人参 3 克，粳米 50 克，大枣 15 克。

制法：人参洗净，晾干，研成粉末；粳米、大枣分别洗净。锅中倒入适量水，放入粳米、大枣武火煮沸，转文火熬煮成粥，加人参粉、冰糖搅拌均匀即可。

功效：参枣粥有补益气血的功效，适用于气血亏虚型颈椎病。

薏苡仁红豆汤

原料：薏苡仁、红小豆各 50 克，山药 15 克，梨 200 克，冰糖适量。

制法：薏苡仁、红小豆分别洗净，放入水中浸泡 1 小时；山药去皮，洗净，切块；梨去皮，洗净，切丁。锅中倒入适量水，加薏苡仁、红小豆武火煮沸，转文火，加梨、山药熬煮至熟，加冰糖调味即可。

功效：薏苡仁红豆汤有化痰除湿的功效，适用于痰湿阻络型颈椎病。

姜葱羊肉汤

原料：羊肉 100 克，姜 15 克，大枣 5 枚，葱、红醋各 30 克，盐适量。

制法：羊肉洗净，切块；葱切段，姜切片。锅中倒入适量水，放入羊肉、葱段、姜片、大枣煮至肉熟汤成，加盐、红醋调味，每日 1 碗即可。

功效：姜葱羊肉汤有益气、散寒、通络的功效，适用于经络痹阻型颈椎病。

中医眼中的风湿性关节炎

风湿性关节炎是春冬季困扰老年人的常见病，分为急性风湿性关节炎和慢性风湿性关节炎，其中以慢性风湿性关节炎最为顽固。

在中医学中，风湿性关节炎属于"痹证"范畴，多由人体素虚，阳气不足、腠理空虚、卫外不固以致感受风寒湿邪，使其留滞经络、关节、肌肉等部位而缓慢发病。发病后会出现肢体、关节疼痛、酸楚等症状，严重者甚至会出现肢体麻木、关节变形等。

对于风湿性关节炎而言，治疗方法有很多，如手术治疗、理疗、药物治疗、中医治疗等，其中中医治疗效果算是比较好的。这是因为中医治疗方法手段多样，注重养治结合，采用运动、饮食、起居、心理等诸多方面的调理来缓解症状，对预防病情加重或复发均有积极作用。

一、祛风湿药酒疗法

酒辛温，性走窜，有祛风散寒、舒筋活血等作用。将治疗风寒湿痹的中药材加入酒中进行炮制，使药力借酒力通达四肢关节，帮助行气血、除风湿、强筋骨而愈痹病。长期饮用对治疗慢性风湿性关节炎有较好疗效。

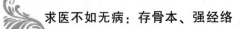

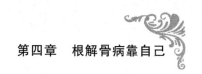

三乌风湿酒

原料：川乌、草乌、红花、乌梅、甘草各9克，白酒500毫升。

制法：川乌、草乌、红花、乌梅、甘草分别冲洗干净，晾干，放入白酒中浸泡1周，过滤出药酒。

功效：每次取服5毫升，每日3次，有温经散寒、活络止痛的功效，适合风湿性关节炎患者饮用，不过高血压、心脏病、严重溃疡、风湿热病患者忌服。

寄生木瓜酒

原料：桑寄生75克，玉竹240克，续断30克，当归、木瓜、红花各45克，川芎60克，白酒适量。

制法：桑寄生、玉竹、续断、当归、木瓜、红花、川芎洗净，沥干，放入瓶中，加入白酒密封浸泡1周即可。

功效：每次取服20～30毫升，每日2次，能够起到祛风除湿、舒筋活络等功效，适合有筋骨疼痛、关节麻木肿胀等症状的类风湿性关节炎患者使用。

黄芪牛膝酒

原料：当归、蜜炙黄芪、牛膝各100克，防风50克，白酒适量。

制法：当归、蜜炙黄芪、牛膝、防风洗净，沥干，放入瓶中，加入白酒密封浸泡1周即可。

功效：每次取服36～60毫升，每日3次，能够起到益气活血、祛风通络等功效，适合有关节疼痛、筋脉拘挛等气血不和症状的类风湿性关节炎患者服用。

143

二、祛风湿药膳疗法

药食同源是中医学中非常重要的一项内容，中医认为食物也具有性味，用之得当完全可以当作药物来使用，同时配合一定的中药材，可以制成祛风湿的药膳。

伸筋猪蹄汤

原料：猪蹄1只，伸筋草、木瓜、千年健、薏苡仁各20克。

制法：伸筋草、木瓜、千年健、薏苡仁洗净，装入纱布袋中扎紧袋口，同处理干净的猪蹄一起放入锅中，加适量水武火煮沸，转文火煮至猪蹄酥烂如豆腐状，汤熬成一碗浓汁，除去药袋即可。

功效：食猪蹄饮汤汁，而且不要加任何调味料，以免影响疗效。此汤中伸筋草能祛风散寒、除湿消肿、舒筋活血；木瓜能祛湿舒筋、活血通络；千年健能祛风湿、壮筋骨，配以薏苡仁健脾、清热、利湿，与填肾精、健腰腿的猪蹄共炖，组成治疗风湿性关节炎的食疗佳方。另外，此汤舒筋活络、祛湿止痛的作用也可以对外伤骨折、截瘫引起的肌肉萎缩起到良好的调理作用。

牛蒡乌鸡汤

原料：乌鸡1只，麻黄、牛蒡子各12克，盐适量。

制法：乌鸡处理干净，切块；麻黄、牛蒡子洗净，装入纱布袋中扎紧袋口。乌鸡放入锅中，加水，以淹没乌鸡为度，加药袋煮熟，加盐调味，取出药袋即可。

功效：每天早晚食肉喝汤各半碗，一般服3~5天会见效。此汤中

144

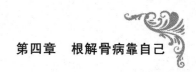

牛蒡子具有通十二经脉、除五脏恶气等功效，加之乌鸡的滋补作用，可以更好地补养身体，并对风湿性关节炎有一定的调理功效。

木瓜煲羊肉

原料：木瓜100克，羊肉500克，苹果5克，豌豆300克，白糖100克，粳米50克，盐、胡椒粉、姜各适量。

制法：木瓜去皮，取汁；羊肉洗净，切块；粳米、豌豆洗净；苹果切块；姜切片。锅中倒入适量水，放入羊肉、粳米、豌豆、苹果、姜片、木瓜汁，武火煮沸后转文火炖至肉熟，加白糖、盐、胡椒粉调味即可。

功效：木瓜祛湿舒筋，苹果燥湿散寒，豌豆益气利水，羊肉补气养血，几种食材合用，可以起到祛风散寒、利湿通经、除痹等功效，适用于风湿寒痹型风湿性关节炎。

瘦肉炒丝瓜

原料：猪瘦肉100克，丝瓜300克，葱花、盐、料酒、白糖各适量。

制法：猪瘦肉洗净，切丝；丝瓜去皮，洗净，切块。锅中倒入适量油烧热，放入葱花爆香，加猪瘦肉丝翻炒至快熟时放入丝瓜、盐、料酒、糖翻炒，约5分钟即可。

功效：丝瓜清热化痰、通经活络，猪肉补气养血，两者合用，可以起到祛风通络、清热祛湿的功效，适用于风湿热痹型风湿性关节炎。

银耳桂圆汤

原料：银耳200克，桂圆肉100克。

制法：银耳放入水中泡发，去蒂，洗净，撕成小朵；桂圆肉洗净。锅中倒入适量水，放入银耳武火煮沸，转文火煮至半酥，加桂圆肉，继

145

续煮至银耳熟烂、桂圆肉出味即可。

功效：每日早上两匙加热服用，对于风湿性关节炎寒热错杂者效果良好。

三、穴位推拿按摩疗法

中医推拿按摩是我国传统外治疗法之一，在治疗风湿性关节炎方面有着独特的优势。选用对症的穴位进行合适的按摩，对于防治风湿性关节炎非常有效。防治风湿性关节炎的常用穴位有以下几个。

（1）尺泽穴。位于人体的手肘部，取穴时先将手臂上举，在手臂内侧中央处有粗腱的外侧（图4－11）。

（2）曲泽穴。位于肘横纹中，肱二头肌腱的尺侧缘（图4－11）。

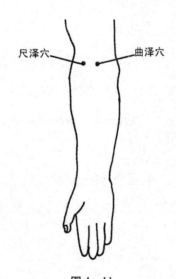

尺泽穴　　　曲泽穴

图4－11

（3）太渊穴。位于腕掌横纹桡侧端，桡动脉搏动处（图4－12）。

（4）大陵穴。位于腕掌横纹的中点处，掌长肌腱与桡侧腕屈肌腱之间（图4－12）。

（5）神门穴。位于腕部位，手腕关节手掌侧，尺侧腕屈肌腱的桡侧凹陷处（图4－12）。

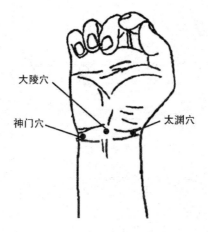

图4－12

（6）天井穴。位于上臂外侧，屈肘时，肘尖直上1寸凹陷处（图4－13）。

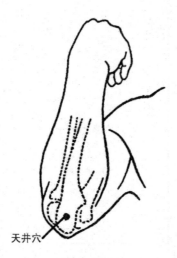

图4－13

147

（7）曲池穴。位于肘横纹外侧端，屈肘时肱骨外上髁内缘凹陷处（图 4 - 14）。

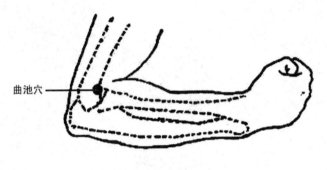

图 4 - 14

（8）阳溪穴。位于人体的腕背横纹桡侧（图 4 - 15）。

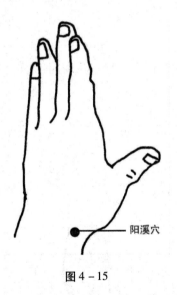

阳溪穴

图 4 - 15

（9）阳池穴。位于腕背横纹上，指伸肌腱的尺侧缘凹陷处（图4-16）。

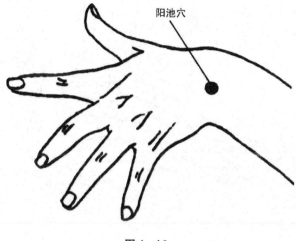

阳池穴

图4-16

（10）商丘穴。取正坐垂足或仰卧位，在内踝前下方凹陷处。舟骨结节与内踝高点连线的中点处（图4-17）。

（11）太溪穴。位于足内侧，内踝后方与脚跟骨筋腱之间的凹陷处（图4-17）。

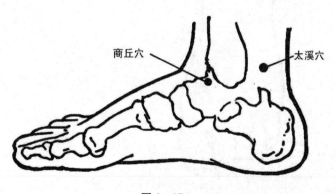

商丘穴　　　　太溪穴

图4-17

（12）昆仑穴。位于外踝后方，外踝尖与跟腱之间的凹陷处（图4-18）。

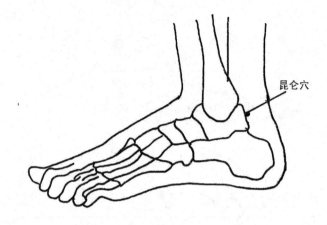

昆仑穴

图4-18

（13）解溪穴。在足背与小腿交界处的横纹中央凹陷处，当踇长伸肌腱与趾长伸肌腱之间（图4-19）。

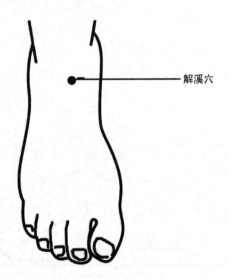

解溪穴

图4-19

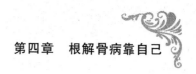

操作步骤及注意事项：

（1）点按肘部的尺泽、曲泽、太渊、大陵、神门等穴位各 30～50 次，力度以酸痛为宜，缓慢按摩。

（2）点压天井、曲池、阳溪、阳池等穴位 30～50 次，力度稍重，以酸、胀、痛为宜。

（3）指压商丘穴、太溪穴。力度稍重，持续 3～5 秒。施力过程要循序渐进，缓慢增加力道，不要突然用力下压以免损伤到穴位，适得其反。

（4）揉捏昆仑穴、解溪穴。揉捏时灵活运用肘部或者手腕在穴位上施加压力，用画小圈的方式揉捏 5 分钟，避免只在指尖加力。

四、冬病夏治外敷疗法

药酒外用方

原料：鸡血藤、络石藤、青风藤各 30 克，木瓜、没药各 15 克，牛膝、木防己、丹皮、乳香、田七各 12 克，桃仁、桑枝各 6 克，白酒 500 毫升。

制法：以上诸味中药洗净，晾干，放入白酒中浸泡 7 天，用棉花蘸取药酒涂擦患处，每日 3～5 次即可。

功效：药酒外用方有活血通络、祛瘀止痛的功效，适合风湿性关节炎外擦使用，一般 1 疗程可见效。

五末膏

原料：肉桂、干姜、白胡椒、细辛各 100 克，公丁香 50 克，蜂蜜 200 克。

制法：肉桂、干姜、白胡椒、细辛、公丁香分别研末，加蜂蜜熬成膏，拌匀，摊在纱布上，贴于患处。从初伏第 10 天开始贴，到三伏末时除去。

功效：肉桂味辛性温，有温中散寒、行瘀消肿、活血止痛之功效；干姜为生姜晒干所得，辛辣温散，有辛散风邪、清除寒痛之功效；白胡椒有温散寒湿、行气止痛之功效；细辛辛香温燥，有祛散风寒、解痉止痛之功效；公丁香性味温香，有祛风散寒、行气止痛之功效；蜂蜜香甜甘辛，有润肠和中、生津止渴之功效，外用能润肤护伤、赋形调护。以上诸药调和外敷，具有辛温散寒、行瘀消肿、除湿止痛之功效，对治疗风寒湿痹、关节痹痛有效。此方四季均可外敷，但对皮肤有一定的刺激作用，因而皮肤易过敏者忌用。

五、风湿性关节炎的日常防护

1. 加强锻炼，增强身体素质

经常参加体育锻炼，平时可以通过做保健体操、练气功、打太极拳、做广播体操、散步等方法来锻炼身体，增强身体素质。这些较为和缓的有氧运动对身体大有好处，能使身体更为强壮，抗御风寒湿邪侵袭的能力比没经过体育锻炼的人强。

2. 避免风寒湿邪侵袭

要防止受寒、淋雨和受潮，关节处要注意保暖，不穿湿衣、湿鞋、湿袜等。尤其是在冬季，天气寒冷，一定要注意保暖，防止风寒侵袭。即使在夏季暑热之时，也不要贪凉受露、暴饮冷饮。此外，春秋季节早

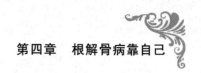

晚温差较大，也要注意随时增减衣物。当然，居住的房屋也很重要，要通风、向阳，保持新鲜空气，床不要安排在风口处。

3. 注意劳逸结合

饮食有节、起居有常、劳逸结合是强身保健的重要措施。在临床上，很多风湿性关节炎患者的病情已经得到基本控制，进入恢复期，但是由于劳累而重新加重或复发的情况屡见不鲜，所以要劳逸结合，活动与休息均应适度。

4. 保持正常的心理状态

临床上，有些风湿性关节炎患者是由于精神受刺激、过度悲伤、心情压抑等原因诱发，而在患了此病之后，情绪的波动又往往使病情加重。所以保持正常的心理状态也是预防风湿性关节炎的重要举措。

5. 预防和控制感染

有些风湿性关节炎是由于扁桃体炎、咽喉炎、鼻窦炎、慢性胆囊炎、龋齿等感染性疾病引起的，人体在对这些疾病的病原体进行免疫反应时可能会引发本病。所以，预防和控制感染对防治风湿性关节炎也是非常重要的。

6. 提高免疫力

提高免疫力不仅仅指在生活上要保证充足的睡眠，保持情绪乐观，限制饮酒，适当参加体育运动等，还包括应该在医生的指导下适量补充身体所缺乏的营养元素，如优质蛋白质、各种维生素等。

7. 避免诱因

除了受凉、受潮、精神紧张、过度疲劳、失眠、外伤等是风湿性关节炎症状加重的诱发因素外，服药不规律、擅自停药等也是诱发或加重风湿性关节炎的因素，因此，治疗用药要严格按照医嘱进行。

8. 注意饮食调节

要强调饮食的营养，又要重视进食品种的衡定性。进食品种的突然改变是造成风湿性关节炎病情加重或症状恶化的重要原因，而高热量、高蛋白、高脂肪饮食也有可能导致风湿性关节炎的复发，因此饮食调节要格外注意。

9. 睡前泡脚

每天睡前最好用热水泡脚 15 分钟，水深以能浸至踝关节以上为好，这样每天坚持下来可以促进下肢血液循环，从而预防风湿性关节炎。

10. 正确对待食补与药补

无论食补还是药补，对风湿性关节炎患者都是有益的，但必须根据病情及脾胃运化功能的强弱来进行。如牛奶、豆浆、麦乳精、巧克力虽然在一定程度上算是营养品，但是体内有湿热或者舌苔黏腻者多食反而会造成腹部膨胀不适、不思饮食；人参、银耳、阿胶虽然能补气养血，但是脾胃不和或者湿热内蕴者服用反而会导致壅气助湿，非但不能去病，反而会增加病痛程度。

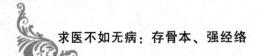

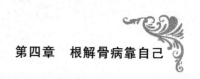

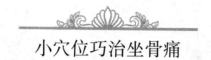

小穴位巧治坐骨痛

坐骨神经痛是坐骨神经病变引起腰部及以下部位疼痛的一种病变，发于各个年龄段，其中老年人尤多。如今随着科学技术的进步，久坐族、电脑族、开车族越来越多，使坐骨神经痛的患病比例越来越高，患病年龄也逐渐下降。因此，防治坐骨神经痛即使是年轻人也不能放松。

中医认为，久坐伤骨，坐骨神经痛便是由于体位不正确或者长期保持一种体位不变而导致气血不通、脉络不畅，湿寒乘虚而入而引起的。因此中医治疗坐骨神经痛主要从活血化瘀、祛湿散寒入手。

多年来，中医对于坐骨神经痛的治疗积累了较多的经验和方法，一些常见的中医治疗手段均可以用在坐骨神经痛的治疗当中。

一、环跳穴止坐骨痛

环跳穴是足少阳胆经的经穴，经常按压可以减轻坐骨神经的压力，使神经传导功能更为通畅。如果同时配合活血的中药材进行调理效果会更好。

环跳穴靠近髋关节，取穴时平伸双腿，找到臀大肌上方的一处凹陷处，用拇指用力点按，若有酸胀感即为环跳穴（图 4 - 20）。

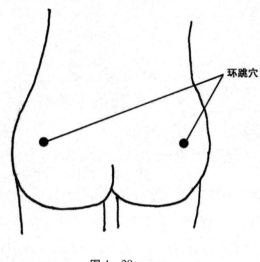

环跳穴

图 4 - 20

1. 按摩环跳穴

环跳穴深藏在臀大肌中，按摩时要用肘尖推拿才能有效刺激该穴，发挥它的养生作用。按摩时，先让患者俯卧或侧卧，按摩者将肘尖点住环跳穴，保持 1 分钟，再将肘尖沿着坐骨神经的走向进行推拿。如果方便的话，可以先在患者臀部和大腿上涂少量活血精油，增强按摩效果。用肘尖推拿完成后，再用双手按摩臀部和大腿的肌肉，直到患者感到血脉通畅，脚底有热胀感方可。

对于老年患者或患有股骨头病变的人，应当增加按摩时间，尤其是对腰骶关节的按摩时间要更长。因为这两类人运动功能弱，腰臀部和腿部的气血容易阻滞，外在病邪很容易侵入经脉，导致气血受损而出现坐骨神经痛。

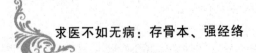

2. 针灸环跳穴

环跳穴除了按摩之外，也可以找专业的医生进行针灸治疗。针灸比按摩见效更快，通常只要几个疗程就可消除病症，恢复下肢的运动功能。

3. 艾灸环跳穴

艾灸环跳穴也是治疗坐骨神经痛不错的方法，不过在艾灸之前最好先进行按摩，待环跳穴周围的气血畅通之后，再对该穴进行艾灸，效果会更好。

此外，通过运动腰骶关节，增强坐骨神经的抗病能力，提升受其支配的肌肉和韧带的功能，也可起到消除坐骨神经痛的作用。

二、中药穴位外敷法

中医认为，坐骨神经痛是腿部经络中了风寒湿邪，经脉循行不畅导致的，利用中草药外敷缓解坐骨神经痛效果较为显著。

生草乌外敷方

原料：生川乌、生草乌、麻黄、肉桂、吴茱萸各等份，白酒适量。

制法：生川乌、生草乌、麻黄、肉桂、吴茱萸研为细末，加入适量白酒调成面团状，每次取30～40克装入缝好的布袋中，在腰部和大腿后面的殷门穴各敷一帖，用橡皮膏固定。一帖用7天，连用3帖，每帖中间相隔3天再敷。

功效：生川乌、生草乌性热味辛，能祛风除湿、温经止痛；加之麻黄、肉桂等发散解表、温通血脉之功，对于治疗坐骨神经痛有显著效果。

热盐艾叶外敷方

原料：粗盐 500 克，艾叶 50 克。

制法：粗盐炒热，加艾叶，用布包好敷在患处，至布包变凉即可。每晚 1 次，连用 5～10 天。

功效：艾叶性温而辛香，善走经络，具有暖气血、温经脉、逐寒湿、止冷痛的作用，可治疗各种风寒湿导致的疼痛性疾病，同盐搭配加热后，可以更好地让艾叶中的挥发油挥发出来，使其更容易被皮肤吸收，起到温经散寒的功效。

三、日常运动锻炼方法

坐骨神经痛患者因为疼痛会减少运动，这样做虽然能少些疼痛，但是并不利于疾病的治疗和康复。患者应该在专业医生的建议下进行有效的锻炼，缓解坐骨神经痛。以下几种体操可以帮助坐骨神经痛患者更好地缓解症状。

1. 卧位体操

患者取仰卧位，交替屈腿，再轮流伸直两腿，接着向上交替抬腿。开始时，患侧下肢上抬角度可小于健侧下肢，持续锻炼后，患侧下肢可逐步增加抬高的角度（图 4-21）。

2. 坐位体操

患者坐于床沿或椅上，双腿垂地，足跟着地，足尖翘起，双手平放腿上。坐好后身体逐渐向前弯曲，双手推向足部。初练时双手可能只到达小腿部，坚持锻炼后能够到达足背和足尖。

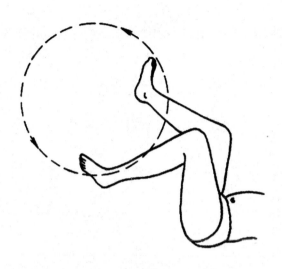

图 4 - 21

3. 站立体操

患者双手叉腰站立，先轮流直腿向前抬起，接着尽量分开两腿站立，轮流弯曲膝关节，使身体呈弓形下蹲。这样可使没有屈曲膝关节的下肢受到牵引和拉伸。

以上运动要柔缓有力，由轻到重。如果活动量逐日增加，表明治疗得法，可加大运动量；如果运动后无反应，表明活动量过轻，需加大运动量；如果治疗后反应重，休息后仍不能恢复，甚至疼痛加重，表明运动量过大，造成了新的损伤，此时要减轻运动量或停止运动，休息数日。

除此之外，坐骨神经痛患者还要注意不要睡太软的床，最好选择硬板床，睡觉前平躺于床上，找一个 10～20 厘米高的靠垫垫在腰下，20分钟后把靠垫撤出即可。一般而言，这一方法坚持 2～3 天即可见效，

159

严重的话则需要坚持 3 个月左右才能见效。

如果身体罹患坐骨神经痛，一定要积极接受治疗，以乐观积极的心态对待病情，有利于缓解病情，消除疼痛，才能有一个健康幸福的生活。

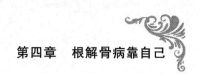

防治腰椎疾病有办法

腰椎疾病算是日常生活最为常见的一种疾病，临床上比较常见的有腰痛、腰椎间盘突出、腰弯曲过度、腰肌劳损、腰椎肿瘤等，复杂而多样，因此一旦腰部出现不适，最好先去正规的医院进行全面系统的检查，然后对症进行治疗，如果同时自己注意日常保健，搭配中医疗法效果会更好。

161

一、腰椎疾病自测

1. 出现腰部疼痛

多数患者有数周或数月的腰痛史，或有反复腰痛发作史，严重者可影响翻身和坐立。一般休息后症状减轻，咳嗽、喷嚏或大便时用力均可使疼痛加剧。

2. 下肢放射痛

一侧下肢坐骨神经区域放射痛是腰椎疾病的主要症状，常在腰痛消失或减轻时出现。疼痛由臀部开始，逐渐放射至大腿后侧、小腿外侧，有的可发展到足背外侧、足跟或足掌，影响站立和行走。

3. 腰部活动障碍

腰部活动在各方面均受影响，尤以向后伸腰时受限最为明显，少数患者前屈时明显受限。

4. 有麻木感

病程较长者，常伴有主观麻木感，多局限于小腿后外侧、足背、足跟或足掌。

二、做好日常保健

在生活细节上要注意保护腰椎，这是很有必要的。事实上，从生活细节中的一点一滴做起，保持腰椎健康并不是难事。

1. 变换姿势

在紧张的工作中注意让背部休息。日常工作中，很多人都需要长时间保持坐姿，例如，司机、公务员等。人坐着时，后背受到的压力要远远大于站立时，因此，如果必须长时间坐在桌前，或者乘坐交通工具时，一定注意每过一小段时间就改变一下坐姿，尽量做到每小时起立1次并四处走走，让背部尽可能得到休息。

2. 注意保暖

生活中应注意避免腰部受寒。我们平常保护腰椎，最重要的一条就是保证腰椎不受寒，应当把腰部的保暖工作当成日常生活中时刻注意的事情。因为腰部一旦受寒，就可能出现腰部僵硬、疼痛的症状，从而影响我们的行动，并给健康造成长久的损害。腰部保暖，无论春夏秋冬都

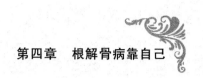

是不容忽视的。

3. 减少损伤

平时要尽量少做伤害腰部的动作。有时只是一些细微的动作可能就会给我们的腰部带来很大的伤害，例如，弯腰。因此，生活中我们需要俯身的时候，最好尽量使用蹲的姿势，减少弯腰。因为弯腰时会造成腰部紧张，加大腰部受伤的风险。如果不得不弯腰，起身时尤应注意动作要缓慢，否则动作过急的话，会在短时间内给腰椎造成很大压力，增加腰部扭伤的风险。

三、腰椎保健健身操

长时间保持一种站姿或坐姿非常容易使腰椎关节僵硬，出现腰肌劳损等。而且很多人一到中年便出现腰部脂肪堆积，如此一来更容易患上腰椎疾病，所以如果有时间不妨做做腰部健美操，防病又健美。

1. 腹肌运动

仰卧，两臂放在腰部，膝盖弯曲，上身抬起离开地面，使下颌尽量靠近胸部，手向前伸或者抱膝盖。然后两手握拳并捶地面 20 次，注意捶地时要用腹肌支持身体平衡并慢慢呼吸。放松两臂，回到仰卧位。

2. 卷曲运动

坐在床上，两腿弯曲，两脚放平，同时将后背挺直。下颌靠近胸部，两臂伸直，两手抱紧大腿后部，身体后仰与床面成 45 度，保持 10

163

秒。然后身体慢慢向前弯曲，直到后背与床面垂直。

3. 腰部伸展运动

站立，两脚分开与肩同宽，两手交叉举过头顶，肘部稍弯曲并放松。两臂伸直，向右侧弯曲，保持5秒。两臂回到身体正中线，肘部弯曲放松，再向左侧弯曲。每侧重复8~15次即可。

4. 弧线运动

盘腿坐好，左手撑地并举起右臂向左侧弯曲。身体分别向前、右做弧线运动，两臂随身体转动并慢慢抬起向前伸展。右手撑地并举起左臂向右侧弯曲，身体向前、左做弧线运动。每侧各重复做6~12次。

四、了解专业的腰椎间盘突出按摩法

1. 舒筋通络法

患者取俯卧位，操作者用㨰、按、揉等手法在患者腰脊柱两侧膀胱经及臀部和下肢后外侧施术3~5分钟，以腰部为重点。然后操作者用双手掌重叠用力，沿脊柱由上至下按压腰骶部，此法作用在于改善血液循环、缓解腰背肌肉痉挛、促进炎症的吸收，时间以5分钟左右为宜。不过需要注意的是，此法操作之前，需要去专业的医院明确自己的腰椎间盘突出病是否适用于此法。

2. 解痉止痛法

患者取俯卧位，操作者先用拇指指腹或肘尖点、按、揉腰阳关、大

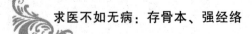

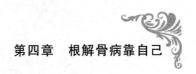

肠俞、环跳、居髎、承扶、殷门、委中、承山、阳陵泉、绝骨、丘墟及阿是等穴位，时间为 5 ~ 8 分钟。可以起到解痉止痛的功效，对于缓解腰椎间盘突出带来的疼痛有显著作用。

3. 松解粘连法

患者取俯卧位，操作者用手法牵引或用仰卧位机械行骨盆牵引，以拉开椎间隙，然后进行腰部侧扳法，以纠正脊柱侧凸，松解突出物与神经根的粘连。操作者用双手拇指指腹重叠或肘尖推按椎间盘突出的相应节段，用力方向与脊柱呈 45 度，时间为 5 ~ 8 分钟。以消除突出髓核对周围组织及神经根的刺激，减轻神经根水肿，起到消肿止痛的作用。

4. 减压止痛法

在松解粘连法基础上，做双下肢后伸扳法，使腰部后伸；然后，患者仰卧位，做屈髋屈膝抱臀压腿法、强制性直腿抬高扳法，可根据需要进行向内或向外扳动，以增加盘外压力，减轻突出物与脊髓和神经根的压力，改善相互关系，使症状得以缓解。

5. 整复关节法

根据突出的部位和程度，可分别选用坐位弯腰旋转扳法、侧卧位斜扳法，以调整后关节紊乱、松解粘连，改变突出物与神经根的位置，增加椎间盘外周的压力，以减轻疼痛，逐步恢复其功能。

6. 理筋法

患者取俯卧位，操作者用点、按、揉、弹拨手法沿腰部及患侧坐骨神经分布区操作,时间为 2~3 分钟。以改善局部组织的血液循环,促进因损伤所致炎症的吸收,进而使萎缩的肌肉和麻痹的神经组织逐渐恢复功能。

7. 揉摩法

患者取俯卧位,操作者立在患者身旁,以双手拇指或手掌自肩部起循脊椎两旁足太阳膀胱经路线自上而下揉摩,过承扶穴(图 4-22)后改用揉捏,下至殷门穴、委中穴,重复 3 次。但椎间盘突出部位忌揉,因揉摩突出部位会使椎间盘增加突出机会,扩大突出面积,使已突出的椎间盘不能复位,甚至绽出。

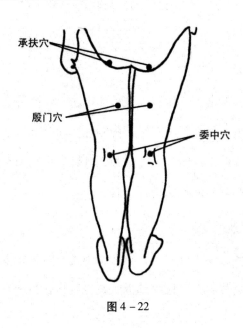

承扶穴

殷门穴

委中穴

图 4-22

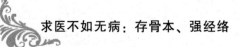

8. 滚法

患者取俯卧位，操作者在患者腰背部督脉及足太阳膀胱经自上而下施行滚法，直至下肢承山穴（图4－23），反复数次，重点在腰部以下。

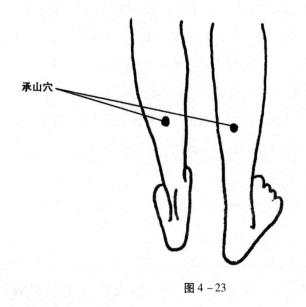

图4－23

五、腰椎间盘突出食疗辅助方

杜仲核桃猪腰汤

原料：猪腰1对，大枣2个，杜仲10克，核桃仁20克，米酒3毫升，姜、盐各适量。

制法：猪腰洗净，去筋膜，切片；大枣洗净，去核；杜仲洗净；姜切片。锅中倒入适量水，放入猪腰、大枣、杜仲、核桃仁、米酒、姜武火煮沸，转文火炖1小时，加盐调味即可。

功效：饮汤吃肉，每日 1 剂，可以起到益气补肾、壮腰助阳的功效，主治肾气不足型腰椎间盘突出症。

当归生姜羊肉汤

原料：当归、生姜各 30 克，羊肉 500 克，大枣 10 枚，盐适量。

制法：当归、生姜洗净，切片；羊肉洗净，放入沸水中焯烫，捞出晾凉，切块；大枣洗净。锅中倒入适量水，放入当归、姜、大枣、羊肉武火煮沸，撇去浮沫，转文火慢炖至羊肉熟烂，加盐调味即可。

功效：随量饮汤吃肉，隔日 1 剂，可以起到温经散寒、活血止痛的功效，对于阴寒内盛、气血凝滞型腰椎间盘突出症有效。

芝麻粥

原料：芝麻 15 克，大米 100 克。

制法：芝麻淘净，放入锅中炒至微黄，盛出研成泥状；大米淘洗干净。锅中倒入适量水，放入大米、芝麻泥煮粥即可。

功效：每日 1 剂，作早餐食用，可以在一定程度上缓解腰椎间盘突出症。

千斤拔狗脊煲猪尾

原料：千斤拔 50 克，狗脊 30 克，猪尾 1 条，姜、盐各适量。

制法：千斤拔、狗脊洗净；猪尾处理干净，洗净；姜切片。锅中倒入 5 碗水，放入千斤拔、狗脊、猪尾、姜片，文火煎至 1 碗，加盐调味即可。

功效：饮汤吃猪尾，用于腰椎间盘突出缓解期有效。

三七地黄瘦肉汤

原料：三七 12 克，生地黄 30 克，大枣 4 枚，猪瘦肉 300 克，盐适量。

制法：三七打碎；生地黄、大枣洗净；猪瘦肉洗净，切块。锅中倒入适量水，放入三七、生地黄、大枣、猪瘦肉武火煮沸，转文火炖 1 小时，至猪瘦肉熟烂，加盐调味即可。

功效：饮汤吃肉，隔日 1 剂，可以起到活血化瘀、止痛的功效，对于气滞血瘀型急性腰椎间盘突出症有一定的缓解作用。

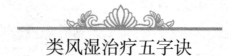

类风湿治疗五字诀

类风湿性关节炎是一种以慢性对称性关节炎为主的自身免疫性疾病，病因目前尚不明确。患病早期会出现游走性的关节疼痛和功能障碍，晚期会出现关节畸形僵硬、功能丧失等严重症状。类风湿性关节炎治疗起来比较困难，有自发性地反复发作和缓解的特点。

在中医学中，类风湿性关节炎与风湿性关节炎一样，同属于"痹证"的范畴，有风痹、寒痹、湿痹之分。中医认为，类风湿性关节炎是外邪侵袭和人体抗病力减弱造成的，由于机体素亏、卫气不固、腠理空虚，加上汗出当风、涉水冒寒、久卧湿地等以致风寒湿邪乘虚侵入人体，流注经络，使经脉凝滞，血流不畅，蕴于骨节之中而发病。治疗时以驱邪通络、行气活血为基本原则。

类风湿性关节炎多在冬季发作，而中医习惯采用冬病夏治的方法来进行治疗和缓解。夏季最热的时候阳气旺盛，人体阳气也随之越来越旺，体内寒凝之气处于易解的状态，是治疗类风湿性关节炎的最佳季节。一般来说，中医常用"按、贴、灸、洗、吃"五字诀来治疗类风湿性关节炎。

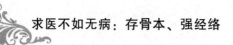

一、按

1. 按摩手部

一手四指与拇指相对，在另一手手掌及手背部进行揉、捏、拿、摩、按数分钟，再弹拨手掌、指面诸筋；一手示指与中指屈曲，分别在另一手各手指两侧用力捻动，至手指酸胀，然后一手捏住被按摩手指指端，轻巧灵活地活动指关节；双手掌、手背互相搓擦至发热为止。

2. 按摩肘部

先拿揉上肢肌肉片刻，再摩擦肘部至微热，然后活动肘关节数次直至产生舒适、轻松感。

3. 按摩肩部

先做耸肩运动 20～30 次，然后前后甩臂，幅度由小到大，速度由慢到快，做 20～30 次。

4. 按摩颈部

以两手手掌交替反复搓颈项部，以产生温热感为宜，同时用双拇指按揉风池穴、合谷穴各 1 分钟，然后作颈部主动的前屈、后伸、侧屈及旋转活动各 10 次。

5. 按摩腰腹部

两手握拳，用拇指指掌关节紧按于腰部凹陷处的腰眼穴，用力作旋转式揉按，持续 5 分钟左右；两手掌搓热，按紧腰部，用力上下擦搓，以腰部发热为度，反复 20 ~ 40 次，每日 1 遍；右手掌放于肚脐上，左手掌重叠于右手背，顺时针方向摩动 50 ~ 100 次，再换左手在下，逆时针摩动 50 ~ 100 次，以腹部温热为宜。

6. 按摩髋部

先用单拳或双拳按揉臀部的环跳穴 1 分钟，再双拳摩擦、叩击髋部 2 ~ 3 分钟。

7. 按摩膝部

先搓擦膝部周围至发热、深透，而后两手对揉、摩擦膝部，同时用两手大鱼际前后推动挤按，用双拇指相对滑按内外侧副韧带，其次还可用两掌心相对叩击膝关节两侧，要力透深处。

8. 按摩踝部

先用掌根及大小鱼际揉内外踝关节及周围，如足跟、跟腱，各揉 1 ~ 2 分钟，使局部有热感，然后用拇指和示指推揉内外踝关节周围 1 ~ 2 分钟，再一手持握足前掌，一手扶着踝关节上部，分别向左右缓慢旋转，摇动关节若干次，使关节滑利，再用双掌全掌或掌根、大小鱼际夹持内外踝部位缓慢搓动 1 ~ 2 分钟。

二、贴

1. 菖蒲方

菖蒲、小茴香各 60 克，食盐 500 克，同入锅中文火炒热后用粗布包裹好，外敷患部，每日 1 次。此方适用于肢体关节冷痛，遇寒痛增、

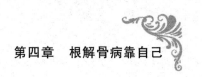

得热痛减者。

2. 大蒜方

大蒜、生姜、葱各适量，共同捣烂如泥后外敷患处，再用塑料薄膜包裹、胶布固定留置 15 分钟去除，每日 1 次。此方适用于关节疼痛、怕风畏寒者。

3. 鲜骨碎补方

鲜骨碎补 3~5 根，捣烂如泥外敷患处，再用塑料薄膜包裹、胶布固定留置 15 分钟去除，每日 1 次。此方适用于关节冷痛者。

4. 桃仁方

桃仁、白芥子各 6 克研细末，用适量蛋清调成糊状，外敷关节痛处，3~4 小时可止痛。不过此方不可久敷。

173

5. 绿豆粉方

绿豆粉和鸡蛋清调敷患处。此方适用于关节红肿灼热、疼痛剧烈、得冷则舒、屈伸不利者。

不过，在贴敷时一定要注意，如果皮肤有破损或局部关节红、肿、热、痛等症状明显者，千万不要贴敷。

三、灸

艾灸时，可根据疼痛部位选择不同的穴位，常用穴位可见表 4-1：

表 4 - 1　常用穴位

肩部	肩髎、肩髃、肩髃
肘臂	曲池、合谷、天井、外关、尺泽
腕部	阳池、外关、阳溪、腕骨
背脊	水沟、身柱、腰阳关
髀部	环跳、居髎、悬钟
股部	秩边、承扶
膝部	犊鼻、梁丘、阳陵泉、膝阳关
踝部	申脉、照海、昆仑、丘墟

四、洗

将中药煎煮后，趁热对患部熏蒸、浸泡或洗浴，使药性从毛孔直入病所，不仅能祛风散寒、舒筋活络，用于治疗风寒湿痹，而且还能避免体内用药造成的不良反应。

一般来说，熏洗可以选取基础方——四生汤，用生川乌、生草乌、生半夏、生南星、细辛、乳香、没药、透骨草、白芷、露蜂房各 15 克，威灵仙 30 克，冰片 9 克（后下），煎汤熏洗，每日 2～3 次，每次 30 分钟。

具体熏洗方法包括以下几种。

（1）全身法。将药物用量加倍，煎汤倒入浴盆沐浴，或把药物倒入大木桶或大水缸内，桶内放一小木凳，略高出水面，患者盘腿坐在小木凳上，用布单或毯子从上面盖住，仅露头部，勿使热气外泄。待药汤不烫人时取出小木凳，患者再浸入药汤内沐浴，以出汗为度。熏洗完后，擦干全身，用浴巾盖住，卧床休息，如能稍睡片刻更好。

（2）手熏洗法。把煎好的药汤趁热倒入盆内，将患手架于盆上，进行熏蒸，外以布巾将手连盆口盖严，不使热气外泄。待药汤不烫人时可把患手或腕部与前臂浸于药汤中进行洗浴。

（3）足熏洗法。把煎好的药汤倒入木桶内，桶内安置一小木凳，略高出水面，将患足放在小木凳上，用布单将腿及桶口盖严密熏蒸。待药汤不烫人时取出小木凳，把患足及小腿浸入药汤中泡洗。根据病情需要，药汤可浸至踝关节部或膝关节处。

五、吃

防己桑枝煨母鸡

原料：防己 12 克，桑枝 30 克，赤小豆 60 克，薏苡仁 90 克，老母鸡 1 只，葱花、姜末、盐各适量。

制法：防己、桑枝、赤小豆、薏苡仁洗净，装入布袋中扎紧袋口；老母鸡处理干净。药袋装入鸡腹中，放入砂锅，加适量水文火炖烂，去药袋，加葱花、姜末、盐调味即可。

功效：食肉喝汤，3～5 天食 1 只鸡即可。此方可以起到清热除湿、祛风通络的功效，用于类风湿性关节炎急性发作期。

木瓜乌鸡汤

原料：宣木瓜 30 克，赤小豆 60 克，乌鸡 1 只，葱花、姜末、盐各适量。

制法：宣木瓜洗净，去皮，去籽，切块；乌鸡处理干净；赤小豆淘洗干净，放入水中浸泡2小时，捞出装入布袋中扎紧袋口。宣木瓜、赤小豆袋同时装入鸡腹中，放入砂锅，加适量水文火炖烂，加葱花、姜末、盐调味即可。

功效：食肉喝汤，3~6天食1只鸡即可。此方具有除湿通络、祛风止痛的功效。适用于类风湿性关节炎急性发作期四肢不灵者。

茯苓冬瓜粥

原料：茯苓、薏苡仁、冬瓜各100克，薄荷15克，红糖或盐适量。

制法：薄荷洗净，放入锅中，加水1500毫升武火煮沸，转文火煎约10分钟，去渣取汁；茯苓、薏苡仁洗净；冬瓜洗净，去皮，切块。锅中倒入薄荷汁，加薏苡仁煮沸，加入冬瓜、茯苓煮熟，根据自己口味调入适量红糖或盐调味即可。

功效：空腹服，当日服完，可以起到除湿、通络、止痛的功效，适用于类风湿性关节炎急性发作期。

薏苡仁绿豆南瓜粥

原料：薏苡仁、怀山药、绿豆、南瓜各100克，红糖或盐适量。

制法：怀山药、南瓜分别洗净，去皮，切块；薏苡仁、绿豆淘洗干净，放入水中浸泡1小时。锅中倒入适量水，放入薏苡仁、南瓜、绿豆、怀山药熬煮成粥，食用时根据自己的口味加红糖或盐调味即可。

功效：空腹服，当日服完，可以起到除湿、通络、止痛的功效，适用于类风湿性关节炎缓解期。

枸杞桑葚粥

原料：枸杞、桑葚各25克，粳米100克。

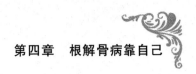

制法：枸杞、桑葚、粳米洗净，放入锅中加水熬煮成粥即可。

功效：早晚温服，连服 15 日，可以起到祛风湿、补肝肾、利血脉等功效，对于类风湿性关节炎有缓解作用。

姜鸡汤

原料：嫩公鸡 1 只，姜 150 克。

制法：嫩公鸡处理干净，洗净，切块；姜洗净，去皮，切片。锅中倒入适量水，放入嫩公鸡、姜片，盖上锅盖，文火焖炖至熟即可。

功效：此汤不放油盐，可放少量白酒，1 天内吃完，隔 1 周再服 1 次，可以起到补虚益肾、暖胃祛寒的功效，能缓解类风湿性关节炎带来的局部疼痛、关节肌肉无力等症状。

赤小豆粥

原料：赤小豆 30 克，白米 150 克，冰糖适量。

制法：赤小豆、白米分别洗净，放入锅中，加水熬煮成粥，加冰糖调味即可。

功效：赤小豆粥能除湿热，对于类风湿性关节炎有改善作用。

木瓜薏苡仁羹

原料：木瓜 4 个，薏苡仁 250 克，蜂蜜 1000 克。

制法：木瓜洗净，上锅蒸熟，去皮；薏苡仁洗净，放入锅中煮熟。两者混合碾成泥，加入蜂蜜搅拌均匀，放入干净的容器内，待晾凉时放入冰箱储存即可。

功效：每日晨起温热服 2~3 匙，对于关节红肿热痛、口渴、小便黄、大便干结、舌苔黄等症状的类风湿性关节炎患者有良好的改善效果。

川乌粥

原料：制川乌末 6 克，粳米半碗，姜汁 10 毫升，蜂蜜 3 匙。

制法：粳米淘洗干净，放入锅中，加制川乌末、姜汁熬煮成粥，待温热时加入蜂蜜搅拌均匀即可。

功效：每日晾至温热时空腹喝，适用于关节肿胀冷痛，遇寒疼痛加剧、得热痛减，平时怕冷的类风湿性关节炎患者。

桃仁粥

原料：桃仁 15 克，粳米 150 克。

制法：桃仁捣烂如泥，加水研汁，去渣加粳米煮为稀粥。

功效：桃仁粥适用于关节肿胀刺痛，尤其是手指关节周围肤色变深变暗，舌质紫暗的类风湿性关节炎患者食用。

五加皮醪

原料：五加皮 50 克，糯米 500 克，酒曲适量。

制法：五加皮加水适量泡透，煎煮 30 分钟，取药液约 300 毫升，共取 2 次，再将药液与糯米同煮成干饭，待冷后加酒曲适量，拌匀，发酵成酒酿即可。

功效：每日随量佐餐食用，具有祛风除湿、温经通脉的功效，适合类风湿性关节炎患者食用。

辣椒猪肉汤

原料：猪瘦肉 100 克，辣椒根 90 克，葱、姜、花椒、盐各适量。

制法：猪瘦肉洗净，切块；辣椒根水洗后用纱布包好，封口；葱切段，姜切片。锅中倒入适量水，放入猪瘦肉、辣椒根包、葱段、姜片、花椒，武火煮沸，转文火慢炖至肉熟烂，去辣椒根包，加盐调味即可。

功效：吃肉饮汤，每日 1 剂，可以起到温经散寒、祛湿止痛的功效，适用于类风湿性关节炎关节疼痛较剧者，热痹者忌服。

桂浆粥

原料：肉桂 10 克，粳米 50 克，红糖适量。

制法：肉桂研成细末；粳米淘洗干净。锅中倒入适量水，放入粳米熬煮至粥将熟，加入肉桂末、红糖，继续煮至粥成即可。

功效：趁热空腹吃下，每日 1 剂，3 ~ 5 日为 1 个疗程，有效再服 1 ~ 2 个疗程，可以起到温经散寒、暖胃止痛的功效，适用于寒痹证者，热证及阴虚火旺者禁用。

防治肩周炎，措施要到位

肩周炎又称肩关节周围炎，俗称凝肩、五十肩，是一种多发于50岁左右，女性发病率略高于男性，以肩部逐渐产生疼痛，夜间为甚，逐渐加重，肩关节活动受限为主要症状的常见病。

随着现代社会的快速发展，人们的工作量越来越大，天天对着电脑、拿着手机，因此肩周炎也有逐渐年轻化的趋势。这是因为我们在工作时始终保持着一个姿势，导致身体肌肉处于一种长期收缩的状态，时间长了就会出现肩部疼痛，从而导致肩周炎的出现，因此，日常生活中要积极做好肩周炎的防治工作。

一、日常对肩周炎的预防

1. 保持正确的姿势

站立时，要胸背挺拔，肩臂沉降，下颌内收，保持躯干左右对称；坐着时，依然要保持胸背挺拔，下颌内收，躯干稍微前倾，与椅背呈 7~10 度角，膝关节的位置比股关节水平稍高一些，以感觉舒适、自然为宜；躺着时，要选用高低适中，符合颈部生理曲线的枕头，通常仰卧、侧卧等状态均可，但尽量避免俯卧姿势。侧卧时要注

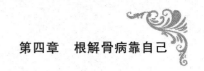

意避免下位肩膀过度受压，可选择厚薄相宜的软枕垫在耳侧，维持颈肩部的相对位置。

2. 避免长时间的伏案工作

伏案工作者常低头耸肩，长时间保持这一姿势将使颈部及肩部肌肉的负担增大，导致肩周肌肉群的劳损。这类人群首先应选择高矮适中的办公椅和电脑桌，另外在工作30～45分钟后，最好起立做5～15分钟的康复运动，舒展腰肢、转动头颈、舒松肩关节。

3. 避免受凉

受凉是肩周炎的重要诱发因素，因此为了预防肩周炎，大家，尤其是中老年人应重视保暖防寒，勿使肩部受凉。一旦着凉要及时治疗，切忌拖延不治。

4. 温热的浴水

洗澡水温热是很重要的，在温热的浴水中慢慢浸泡，可以松弛紧张的肌肉，去除一天的疲劳。不提倡使用热烫的水，因为这样会过度刺激肌肉皮肤，可能使痉挛加重，浴水一般以40°C左右为宜。

5. 坚持每天做一些保健运动

每日坚持做一些诸如保健体操、散步、慢跑等体育运动，使肌肉中的血流通畅，保持良好的关节柔韧性和功能状态。

二、艾灸法调理肩周炎

中医认为，肩周炎是人体肝肾亏损，气血衰弱，风邪、寒邪、湿邪乘虚而入导致血不养筋、经气不畅而出现了不通则痛的一种病症。因此，具有激发经气、温经散寒、行气通络、扶阳固脱、升阳举陷等功效的艾灸便成为治疗肩周炎的一个好方法。

艾灸时，选用天宗穴（如图 4 - 24 所示，正坐或俯伏位，在肩胛冈下缘与肩胛骨下角之间连线上，当上、中 1/3 交点处，与第四胸椎棘突下间平齐，与臑俞、肩贞成正三角形）、臂臑穴（如图 4 - 25 所示，垂臂屈肘时，位于肱骨外侧三角肌下端）、外关穴（位于前臂背侧，手腕横皱纹向上三指宽处，与正面内关穴相对；或当阳池穴与肘尖的连线上，腕背横纹上 2 寸，尺骨与桡骨之间。取此穴位时应让患者采用正坐或仰卧、俯掌的姿势）做温和灸，每穴 15 ~ 20 分钟，7 天为一疗程，间隔2 ~ 3 天再进入下一疗程，如此坚持一段时间对于治疗肩周炎效果明显。

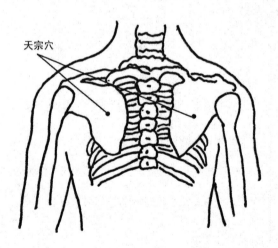

天宗穴

图 4 - 24

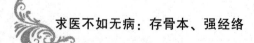

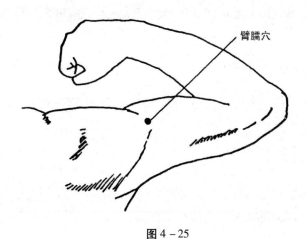

臂臑穴

图 4 - 25

三、保健小动作缓解肩周炎

1. 手指爬墙

183

患者用手摸面前的墙，从低到高，用示指和中指交替慢慢向上爬，爬到自己耐受的最高高度，做一个记号，下一次争取爬得更高。每天这样训练 2~3 次，每次 15~20 分钟，越爬越高，对肩周炎的恢复有很大的帮助。爬墙练习时注意身体不要侧弯。

2. 提重物

躯体前屈，分腿站立，未患病的一侧手扶桌子的一端，弯腰约 90 度，使肩关节周围肌腱放松，然后患侧做内外、前后、绕臂摆动练习，幅度可逐渐加大，直至扶桌侧的手指出现发胀或麻木感为止。直腰稍微休息放松，患侧手持重物如哑铃、沙袋（1~2 千克）做下垂摆动，做同样时间的前后、内外、环绕摆动，一般做 30~50 次，以不产生疼痛为宜。也可在俯卧位下进行，即将患肩垂于床外，然后做放松摆动或提重物摆动练习。

进行此动作时要注意在无痛范围内活动，随时调整运动量。每次运动以不引起疼痛加重为宜，因为疼痛可反射性地引起或加重肌肉痉挛，从而影响功能恢复。

3. 对墙画圈

患者面向墙壁，伸直手臂，对墙象征性地作画圆圈的动作。经常重复这个动作对肩周炎的恢复会有很大帮助。

4. 拉毛巾

拿条长毛巾，两只手各拽一头，放在身后，一手在上，一手在下，跟搓澡似的拽它。患者刚开始活动时可能会受到一些限制，但不要着急，随着动作慢慢由小到大，感觉也会越来越好。每天坚持做几次，肩周炎的状况会逐渐改善。

5. 打羽毛球

在医学专家眼里，打羽毛球除了放松，还有一种独特的医学价值，那就是防治肩周炎。专家指出，挥拍击球、发球、扣球、正反手接球动作都能最大限度地活动肩关节，对防治因肩关节活动不足而引发的肩周炎最有利。

可每天2人对打1次，每次半小时左右，运动量以不引起强烈疼痛为宜。在各种击球姿势中，应保持一定量的"扣球动作"，以最大限度地活动肩关节及其周围肌群。

184

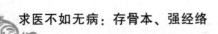

6. 外旋练习法

背靠墙站立，患肢握拳屈肘，患肘贴住胸壁，患肢外旋，尽量使拳背碰到墙壁，如此反复数次。

7. 举平后向上拉法

双手托天站立，两手十指相交，自腹前缓慢抬起，举平后向上拉动，如此反复数次。

8. 耸肩环绕法

双脚张开与肩同宽站立，双手搭于肩部，向前向后连续环绕 10 圈；还原休息，再向后向前连续环绕 10 圈，动作要慢，幅度由小到大，如此反复数次。

9. 两手抱头法

两脚站立与肩同宽，两手紧抱后脑，两肘拉开与身体平行，然后两肘收拢，似挟头部，如此反复数次。

10. 旋摩肩周法

取坐位，以左手手掌贴于右肩，旋右肩 50~100 次，使之产生温热感，换手交替活动。

11. 捏拿手臂法

取坐位，以左手捏拿右手手臂，从肩到手腕，再由手腕到肩，反复捏拿 5~10 次，换手同法捏拿。

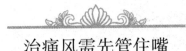

治痛风需先管住嘴

痛风一直都有"富贵病""酒肉病""帝王将相病"的称号，是一种常发生于生活条件优越者身上的疾病，古今中外不少帝王将相、社会名流、文人墨客都饱尝痛风的折磨，著名科学家牛顿也曾患过痛风。

痛风是由于尿酸盐结晶在关节腔沉积而造成的一种关节炎。根据对人体新陈代谢中的物质代谢研究后发现，嘌呤代谢异常是造成血尿酸增高的直接原因。而越丰盛的食物含有的嘌呤越高，所以这也是痛风易发生于生活条件优越者身上的原因。

据调查研究显示，如今更多的痛风患者是由于痛风病家族史、高嘌呤饮食、常喝酒、肥胖、高血压、吃利尿药等引起的。一旦患上痛风，患者除了需要使用药物治疗外，更重要的是控制饮食，限制高嘌呤类、高热量、高蛋白食物的摄取，以降低血清尿酸水平。同时需要多饮水，减少尿酸盐在体内的沉积，预防尿酸结石形成，防止或减轻痛风的急性发作。

一、食物含嘌呤等级分类

1. 含嘌呤很高的食物

即每 100 克食物中会含嘌呤 151～1000 毫克。包括肝、肾、心、

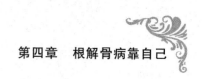

脑、胰、肠等动物内脏；黄豆、肉馅、肉汤、肉卤；凤尾鱼、带鱼、沙丁鱼、牡蛎、鱼卵、酵母粉、黑豆等。

2. 含嘌呤较高的食物

即每100克食物含嘌呤75～150毫克。包括鲤鱼、鲈鱼、鳗鱼、鳝鱼、虾、蟹和贝壳类水产品，鸡、鸭、鹅、鹌鹑、兔肉、火鸡、牛、猪及绵羊肉等。

3. 含嘌呤中等的食物

即每100克食物含嘌呤小于75毫克。包括麦片、面包、麦麸、花椰菜、青豆、豌豆、菠菜、蘑菇、青鱼、白鱼、鲥鱼、龙虾、火腿、山羊肉、牛肉汤、芝麻、瓜子、栗子、木耳等。

4. 含嘌呤很低或无嘌呤的食物

包括精白米、富强粉、玉米、苏打饼干、馒头、面条、牛奶、酸奶、鸡蛋、卷心菜、胡萝卜、土豆、泡菜、红薯、咸菜、黄瓜、茄子、芹菜、刀豆、南瓜、糖及糖果、可可、巧克力，饮料中的茶、咖啡、汽水等。

痛风患者最好不要食用含嘌呤很高的食物；每周最多吃两次含嘌呤较高的食物；平时可食用含嘌呤中、低等或无嘌呤的食物。在这些食物当中，多吃低嘌呤的蔬菜既能促进尿酸排出，又能供给身体组织丰富的维生素和无机盐，有利于痛风的康复。

二、痛风患者应注意的事项

1. 可以吃水果

绝大多数水果的主要成分是水分、糖类、维生素、膳食纤维及矿物质，嘌呤含量较少，所以对痛风患者来说，水果不属于禁忌之列，其中樱桃是唯一可以降低尿酸的水果。因此，痛风患者可以适量食用。

2. 应当多饮水

痛风患者平时最好多饮白开水，如果是心肾功能良好者每天液体摄入总量应该达到 2500～3000 毫升，使排尿量每天达 2000 毫升以上，用更多的水稀释尿液中的尿酸，防止结石的形成。为防止尿液浓缩，患者在睡前或半夜最好也能饮水。

3. 戒酒

痛风患者应戒酒，因饮酒易使体内乳酸堆积，乳酸对尿酸的排泄有竞争性抑制作用，不利于尿酸的排出。如果吃高嘌呤食物的时候饮酒，尤其是啤酒，大多会造成关节疼痛肿胀。

4. 少吃糖果

痛风患者应尽量少食蔗糖及糖果，因为它们分解代谢后的一半产物是果糖，而果糖能增加尿酸生成，蜂蜜含果糖较高，也不宜多吃。

5. 采用合理的烹调方法

合理的烹调方法可以减少食品中的嘌呤量，例如，将肉禽类先用水煮，让嘌呤溶解于汤中，弃汤后取出再行烹调就可以减少嘌呤的摄入，这是痛风患者解馋的好方法，但是也不能吃得太多。

6. 慎吃刺激性食物

辣椒、芥末、生姜、咖喱、胡椒等能兴奋自主神经的刺激性食物最

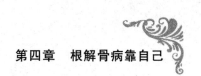

好少吃，同时咖啡等容易兴奋神经的饮品也最好少喝，因为它们均容易诱使痛风急性发作。

7. 限制体重

每日限制碳水化合物和脂肪的摄入量，同时搭配合理的运动，使体重保持在合理范围内，预防痛风。而患上痛风之后，更要少吃甜食、少喝饮料，不要吃太多特别甜的水果，控制总能量的摄入，让体重保持在标准范围内。

一般来说，只要遵循上述饮食原则，持之以恒，大部分痛风患者均可降低血浆中尿酸水平，减少痛风发作。

中医教你如何缓解足跟痛

足跟痛是常出现在老年人身上的一种疾病，以每天早晨起床后脚跟处感到剧烈疼痛，稍微活动、行走一下疼痛会缓解，但行走或者站立的时间过久又会感到脚跟疼痛难忍为主要症状，有的患者即使是午间休息或者坐得过久后猛然站立也会出现足跟疼痛，严重时甚至难以行走。

足跟痛多是因为足跟处出现骨质增生或长有骨刺等压迫了周围神经引起的，一般患病后疼痛剧烈。足跟痛可以采用中医疗法进行治疗，不仅安全性好，而且疗效确切。

一、中医治疗足跟痛的原理

中医认为，足跟痛的主要原因是肝肾不足、气滞血瘀导致的。肾为先天之本，主骨骼；肝主血、主筋。人到中年后，肝血肾精渐亏，肾阳不足导致筋骨失养。加上经常站立工作或过度跑跳运动、行走健身等，会加重跟骨结节部跖筋膜遭受到的慢性牵拉刺激，致使气血受阻，或风寒湿邪内侵而引起疼痛。

足跟痛局部观察一般不红不肿，在足底内侧的跟骨结节处有压痛感。据调查研究显示，老年人患足跟痛者多数都存在肝肾阴虚的情况，

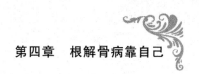

所以治疗足跟痛应该以滋补肝肾为主，活血化瘀、除湿散寒为辅，以此促进足跟处气血运行，达到通则不痛的目的。

二、中医治疗足跟痛的药物疗法

中医治疗足跟痛需要根据患者具体的症状来分别对待，灵活的使用补肾、疏肝、活血、除湿等药物来治疗。对于肝肾阴虚者，通常使用六味地黄丸来治疗；对于肾阳虚者，通常使用附子、肉桂等温热药物来助肾阳；对于肝郁严重者，则使用柴胡、陈皮等疏肝理气的药物治疗。而无论何种类型的足跟痛，都要使用红花、艾叶、川芎、威灵仙、延胡索、乳香等疏通气血、除风寒湿热的中药作为辅助。

患者想使用中药来治疗足跟痛，可以找有经验的老中医辨证开方，以便提高治疗的针对性和效果，不能盲目用药。

三、治疗足跟痛的非药物疗法

1. 按摩穴位强肾止痛

穴位按摩是中医传统的非药物疗法，对于治疗足跟痛有着神奇的效果。按摩通常选用的穴位有太溪穴、太冲穴、昆仑穴、三阴交这四个穴位，太溪穴为肾经的原穴，太冲为肝经的原穴，按摩这两个穴位能够有效地滋补肝肾，从根本上缓解足跟痛。昆仑穴属于火穴，按摩可散寒湿之气，疏通气血，是治疗关节痛、足跟痛的要穴。三阴交为三阴经交汇之穴，滋阴和活血效果极强，对治疗足跟痛也有显著的效果。坚持每天按摩这四个穴位各三分钟，能够有效增强人体元气，缓解足跟疼痛，肾气足了，身体也会变得更加健康。

2. 艾草泡脚活血通络

肾为先天之本，肾气是人体气血运行的动力所在，老年人肾气虚弱，气血运行不畅，足跟这种末梢部位难以得到能量供应，所以变得瘀滞不通。俗话说通则不痛，痛则不通，使用艾草泡脚，能够疏通足部经络，促进气血运行，也就能消除足跟部的疼痛。

艾叶在各大药店均有出售，很便宜，每天晚上抓一大把放入盆中用沸水冲泡，然后加入适量冷水调节水温，将脚放入其中，泡半小时，坚持一周，就能大大缓解足跟疼痛。

3. 足跟锻炼消除疼痛

经常活动足跟是缓解或消除足跟疼痛很有效的办法。

（1）足跟点地。一手扶墙面支撑身体，用双脚跟着地，前脚掌抬起，随着膝盖的弯曲而对足跟施加压力，边活动边注意更换足跟与地面的接触点，以使足跟部都能受到锻炼，这样做一两次，足跟疼痛的症状就会得到缓解，时间长了，足跟处的气血畅通了，症状就会得到消除。

（2）足弓拉伸。平躺在床上，抬起并伸直腿，用一条毛巾裹住足前部，然后双手拉动毛巾，拉伸脚趾根部球状关节和脚踝，直到膝盖伸直，足部慢慢指向鼻子。这种方法可以有效拉伸足跟筋膜。

（3）脚底蹬踏动作。平躺在床上，双脚伸直，模拟蹬自行车的动作，这个动作能增强跖腱膜的张力，加强其抗劳损的能力，减轻局部炎症。

（4）脚趾夹物法。这个运动专门拉伸处于足底筋膜下的肌肉组织群，只要简单地把脚趾弯曲，做出宛如要夹住一支铅笔的姿势即可。

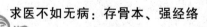

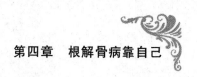

4. 自制药足垫

原料：花椒、吴茱萸、五味子各 10 克。

制法：花椒、吴茱萸、五味子研成细末，按足跟大小缝制小布袋，将药末装入布袋内封口，放入患足鞋内，保证足跟踩在药袋上。每 5 天更换药袋内药末 1 次，15 天为一个疗程。治疗期间每晚用热水泡脚。

功效：花椒和吴茱萸味辛、苦，性热，有温里散寒止痛的功效；五味子味酸，性温，具有舒扩血管、改善局部血液循环和组织营养代谢的功效，三味药配伍使用活血化瘀散寒止痛的作用增强，同时松软的药垫能消除神经末梢的机械性刺激，也可达到止痛的效果。

除此之外，在治疗足跟痛的过程中，还应适当休息，少走路，少弹跳，宜穿宽松柔软、轻便舒适的鞋。

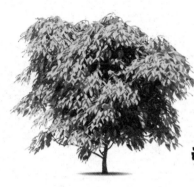

第五章

强健经络，锻炼筋骨不求医

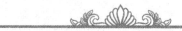

经络是人体自身的灵丹妙药

　　经络由经脉和络脉组成，经脉是主干，络脉是支流，纵横交错，遍布人体，共同构成一个极为精密的网络系统。早在《黄帝内经》中，就已经对经络有一个详细的阐述，既提出了完整的经络学说，又说明了经络的重要特点，即"决生死，处百病，调虚实，不可不通"。

　　现代研究表明，经络具有以下功能。

一、沟通表里上下，联系脏腑器官

　　人体由五脏六腑、四肢百骸、五官九窍、皮肉筋骨等组成，它们各有其独特的生理功能。只有通过经络的联系作用，这些功能才能相互配合、相互协调，从而使人体形成一个有机的整体。

二、通行气血，濡养脏腑组织

　　气血是人体生命活动的物质基础，必须通过经络才能输布周身，以温养濡润各脏腑、组织和器官，维持机体的正常生理功能。

三、感应刺激，传导信息

　　当人体的某一部位受到刺激时，这个刺激可沿着经脉传入人体内有关脏腑，使其发生相应的生理或病理变化。而这些变化，又可通过经络反应于体表。针刺中的"得气"就是经络感应、传导功能的具体体现。

四、调节脏腑器官的功能活动

经络能调节人体的功能活动，使之保持协调、平衡的状态。当人体的某一脏器功能异常时，可运用针刺等治疗方法来进一步激发经络的调节功能，从而使功能异常的脏器恢复正常。

五、解释病理变化

经络与疾病的发生、传变有密切的关系。某一经络功能异常，就易遭受外邪的侵袭，既病之后，外邪又可沿着经络进一步内传脏腑。经络不仅是外邪由表入里的传变途径，而且也是内脏与内脏之间、内脏与体表组织之间病变相互影响的途径。

六、协助疾病诊断

由于经络有一定的循行部位和脏腑络属，可以反映所属脏腑的病证，因而在临床上，可以根据疾病所出现的症状，结合经络循行的部位及所联系的脏腑，作为临床诊断的依据。如胁痛，多病在肝胆，因为胁部是肝经和胆经的循行之处。另外，人们可以根据经络循行通路或经气聚集的某些穴位上出现的疼痛、结节、条索状等反应物，以及皮肤的形态、温度、电阻改变等来诊断和治疗疾病，如肺脏有病，中府穴可有压痛感。

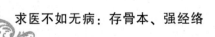

七、指导临床治疗

经络学说早已被广泛用于指导临床各科的治疗，特别是针灸、按摩和中药处方。针灸中的"循经取穴法"，就是经络学说的具体应用。如胃病常循经取足三里穴；胁痛则取太冲等穴。中药治疗也是通过经络这一渠道，使药达病所，以发挥其治疗作用。如麻黄入肺、膀胱经，故能发汗、平喘和利尿。金元时期的著名医学家张洁古、李杲还根据经络学说，创立了"引经报使药"理论。如治头痛，属太阳经的用羌活；属少阳经的用柴胡。

对于人体而言，经络的功能多种多样，如果一旦出现阻塞，使气血无法运行于各个脏腑，身体便容易出现问题。因此，一旦经络不通，必须及时找准经络走向，采用按摩、针灸、拔罐、刮痧等中医疗法及时疏通，防治疾病。

199

可以说，经络就是我们身体的指示图，身体出现疾病后，便可以在经络中找到相关的穴位进行对症施治，祛除疾病。

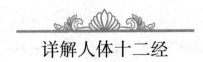

详解人体十二经

人体经脉包括十二经脉、奇经八脉及附属于十二经脉的十二经别、十二经筋、十二皮部。

一、十二经脉

十二经脉是经络系统的主体，"内藏于府藏（脏腑），外络于支节"（《灵枢·海论》），具有表里经脉相合、与相应脏腑络属的主要特征。十二经脉又称十二正经，包括 12 条正经，即手足上的三阴经和三阳经。具体有手太阴肺经、手厥阴心包经、手少阴心经、手阳明大肠经、手少阳三焦经、手太阳小肠经、足阳明胃经、足少阳胆经、足太阳膀胱经、足太阴脾经、足厥阴肝经、足少阴肾经（图 5－1）。

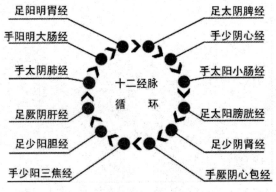

图 5－1

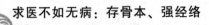

求医不如无病：存骨本、强经络

十二经脉之间表里相配，如肺经和大肠经相表里，脾经和胃经相表里，心经和小肠经相表里，肝经和胆经相表里，肾经和膀胱经相表里，心包经和三焦经相表里。

十二经脉因其连着的脏腑、五官、肢体不同，因而在生病时表现出的症候也不同。比如，肺经有咳嗽、哮喘等症状；心包经有心痛、心烦、心悸、嬉笑不休等症状。

十二经脉疾病的治疗原则为："盛则泻之，虚则补之，热则疾之，寒则留之，陷下则灸之，不盛不虚，以经取之。"

二、奇经八脉

奇经八脉包括督脉、任脉、冲脉、带脉、阳跷脉、阴跷脉、阳维脉、阴维脉。奇经八脉在生理上主要起调节十二经脉气血的作用。十二经脉气血过盛时流入奇经；十二经脉气血不足时又反溢于十二经，以此来调节经脉的气血。

三、十二经别

十二经别是十二正经离、入、出、合的别行部分，是正经别行深入体腔的支脉。经别是十二经的别行通路，是十二经脉的一部分，其主要作用是沟通表里两经，加强与脏腑的联系。

四、十五络脉

十五络脉是指人体十二经脉加上躯干前的任脉、躯干后的督脉各自别出的一络和躯干侧的脾之大络，共十五条。络脉有别络、浮络、孙络之别。别络较大，有加强表里两经的联系和调节的作用；络脉浮行于浅表部位的称浮络；络脉最小的称为孙络。

五、十二经筋

十二经筋是十二经脉之气结、聚、散、终于筋肉关节的体系，连属于筋肉关节的部分。它的主要作用是联结筋肉、约束骨骼、屈伸关节，保持人体正常的运动功能。

六、十二皮部

十二皮部是经络系统在体表的部分，这是经络功能活动反映于体表的部位，也是皮肤、络脉、经脉、脏腑各层次的最外层部位。十二皮部是机体的卫外屏障，起着保卫机体、抗御外邪的作用。

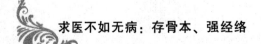

沿着四肢，强筋健骨找健康

四肢是人体两上肢和两下肢的总称，有循行经络，也有大大小小的穴位，对于人体保健、活动等至关重要。平时经常按摩、活动四肢可以更好地强筋健骨。

中医认为，经常按揉四肢具有疏经通络、强筋健骨、滑利枢纽、防老健身等功效，对于防治肩周炎、腱鞘炎、肢体软弱无力等效果明显。

一、上肢按摩法

1. 揉颈肩

用掌指自颈侧向下捏揉至肩部，捏揉 10 次。

2. 按揉肩井

用手指按揉肩井部即肩井穴（图 5 - 2）周围，并岗上、下窝部 1 ~ 3 分钟。

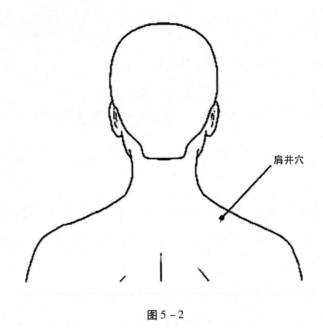

肩井穴

图 5 - 2

3. 拿揉三角肌

用五指拿揉肩头隆起之三角肌 1 分钟。

4. 按揉肩髃穴、肩髎穴、肩贞穴

用指按揉肩髃穴（如图 5 - 3 所示，在肩峰前下方，当肩峰与肱骨大结节之间凹陷处），并向下按揉结节间沟处；按揉肩贞穴（肩关节后下方，肩臂内收时，腋后纹头上 1 寸）、肩髎穴（在肩部，肩髃穴后方，当臂外展时，于肩峰后下方呈下陷处）各 1 ~ 2 分钟。

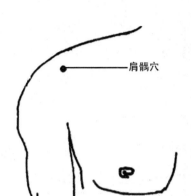

图 5 - 3

5. 摇肩

屈肘，顺、逆时针摇动肩部各 10 次。

6. 搓揉上肢

用两手自肩始向下搓揉至腕部，若单手则可先搓揉内侧，后搓揉外侧肌群。

205

7. 点按曲池、少海两穴

用拇指、示指分别按住曲池穴（屈肘、肘横纹头外侧端）、少海穴（如图 5 - 4 所示，屈肘，肘横纹头内侧端），屈伸肘 10 次。

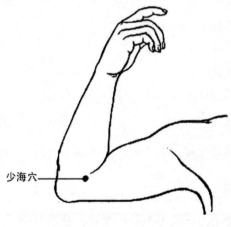

图 5 - 4

8. 揉腕、点揉外关穴

用指揉腕横纹处腕周各穴，并重点点揉外关穴（如图 5 - 5 所示，腕背横纹上 2 寸，尺桡骨之间）1 ~ 3 分钟。

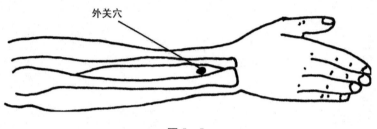

外关穴

图 5 - 5

9. 摇腕

一手握腕，一手握指，顺、逆时针摇腕枢纽 10 次。

10. 揉掌指枢纽

用两指依次按揉掌指枢纽部，以掌侧面为重。

11. 捋指

用拇指和弯曲的示指捋各指 10 次。

二、下肢按摩法

1. 小腿拿捏法

用双手由足跟拿捏到尾中穴处，由下到上共捏 10 次。

2. 小腿滚揉法

用拳头在小腿处由下往上不停地滚揉，共滚 10 次。

3. 小腿双手扼法

双手握住脚腕，从下向上做扼法，一直到膝盖，共做 4 次。

4. 大腿拿捏法

将双手形成钳状，由大腿拿捏到膝部，再由膝部拿捏到大腿根部，
共做 10 次。

5. 大腿滚揉法

从大腿根外侧滚揉到膝部，再由膝部内侧滚揉到大腿根部，共做
10 次。

三、重点穴位保健法

1. 按摩足三里穴

足三里穴（图 5 - 6）位于犊鼻穴下 3 寸，胫骨前嵴旁开 1 横指处。
可以通过对其按摩和艾灸进行保健。

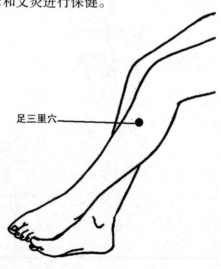

足三里穴

图 5 - 6

每天用大拇指或中指按足三里穴1次，每次5~10分钟，力度以足三里穴有针刺一样的酸胀、发热感觉为宜。艾灸方法为每周灸足三里1~2次，每次灸15~20分钟，温度以局部皮肤发红为宜。经常对足三里穴进行保健，可以起到健脾和胃、调补气血、健体美容等功效，对于虚劳羸瘦、筋骨疼痛、面部皱纹、面色萎黄、痤疮等均有较好的疗效。

2. 拿委中穴

委中穴（图5-7）位于膝关节后面腘窝横纹正中点处。

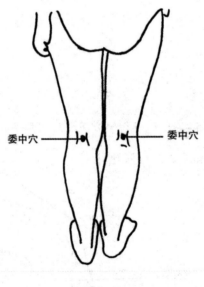

委中穴 ——— 委中穴

图5-7

按摩时，搓热双手，同时拿揉两下肢委中穴，即用大拇指与其余四指的指腹相对施力，持续时间约1分钟。经常拿委中穴，可以起到舒筋活络、解痉止痛的功效。

3. 揉命门穴

命门穴（图5-8）位于腰部第二腰椎棘突下的凹陷处，与肚脐相对。

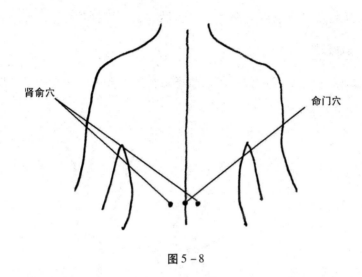

肾俞穴　　　　　　　　　　　　命门穴

图5-8

按摩时，右手或左手握拳，以拳尖置于命门穴上，先顺时针压揉9次，再逆时针压揉9次，重复压揉36次。坚持按揉此穴，可起到温肾阳、利腰脊的作用。

4. 揉肾俞穴

肾俞穴（图5-8）位于第二腰椎棘突下，旁开1.5寸处，与命门穴相平。

按摩时，双手握拳，用拳尖压揉两侧肾俞穴，先顺时针压揉，再逆时针压揉。每天坚持按揉肾俞穴可以起到滋阴壮阳、补肾健腰的功效。

209

5. 揉腰阳关穴

腰阳关穴位于第四腰椎棘突下的凹陷处，约与髂脊相平。手握拳，用拳尖反复按揉腰阳关穴。腰阳关穴为督脉上阳气通过处，每天坚持按揉此穴可以起到通阳气、强腰膝、益下元的作用。

6. 揉腰眼穴

腰眼穴（图5-9）位于第四腰椎棘突下，旁开约3.5寸的凹陷处，与腰阳关穴相平。

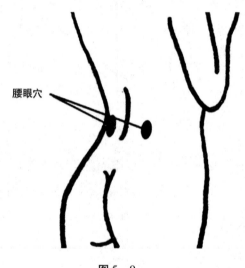

腰眼穴

图5-9

按摩时，双手握拳，用拳尖按揉腰眼穴，经常按揉可以起到活血通络、健腰益肾等功效。

经常按摩四肢，拿揉重点穴位，可以有效改善身体血液循环，具有舒经活络、散瘀止痛、强筋健骨等功效，可以防止四肢肌肉萎缩、痉挛及下肢静脉曲张等。

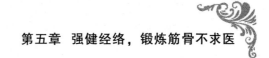

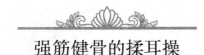

强筋健骨的揉耳操

耳朵虽小，却不是一个孤立的器官，与全身经络及五脏六腑都有着非常密切的联系。所以人体某一脏腑和部位一旦发生病变，便可以通过经络反映到耳郭相应点上。

比如齿耳肿痛、面部生疖时，可以用双手示指、拇指揉捏耳垂部的耳垂穴（图5－10），直至双耳发热发烫，每日两次，便可起到消炎去肿、美容养颜的作用。将示指放到耳孔处，拇指放到耳的背面对捏，每日三次，可以有效刺激耳甲腔穴，对心脑肺和循环系统有调整作用。耳甲腔上方的凹陷叫耳甲艇穴，按摩此处有助消化、强肾、健脾等功效。

除此之外，耳朵上还有耳舟、耳轮、对耳轮、耳轮脚、耳屏、对耳屏、屏间切迹穴等多个穴位，每个穴位都有各自的功效。因此想要保健养生，一定要经常按摩耳朵，促使气血运行，以此提高人体的免疫力、代谢力和抗病能力。

据调查研究显示，耳朵的胖瘦与骨骼也有着十分密切的关系。一般耳朵较为肥大的肥胖者，血液中的三酰甘油水平会比较高，而骨髓中的脂肪水平也会随之升高，导致骨骼密度和强度下降，从而降低骨骼健

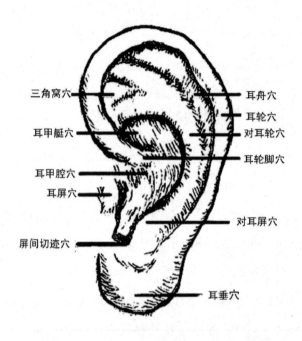

三角窝穴　　　　　　　　　　　　　耳舟穴
　　　　　　　　　　　　　　　　　耳轮穴
耳甲艇穴　　　　　　　　　　　　　对耳轮穴
　　　　　　　　　　　　　　　　　耳轮脚穴
耳甲腔穴
耳屏穴
　　　　　　　　　　　　　　　　　对耳屏穴
屏间切迹穴

　　　　　　　　　　　　　　　　　耳垂穴

212

图 5 - 10

康，增大骨折等骨骼疾病的概率。

由此可见，想要保养骨骼从耳朵着手也是可以的。在众多耳朵保健方法中，揉耳操是最为简单有效的一种。

一、揉耳郭

取坐姿或站姿，深吸气，徐徐吐出，双目平视前方，两手手掌由前向后搓揉耳郭 30 下，再由后向前搓揉耳郭 30 下。每天起床、睡前各 1 次。

二、拉耳郭

每天清晨起床后，搓热双手，用左手提拉右耳郭上部30次，再用右手提拉左耳郭上部30次。

三、松耳郭

搓热双手，用手掌心轻轻向内按压耳朵，然后松手，如此重复，每天早晚各做30次。

四、捏耳屏

耳屏是外耳上凸出来的那块小软骨，用双手拇指、示指同时捏双耳耳屏30次，每天早上做3次即可。

五、揉耳蜗

耳蜗是内耳最前面状如蜗牛壳的部分，用示指和中指按住耳蜗顺时针揉30次，然后再逆时针揉30次。

六、拉耳垂

用示指、拇指捏住耳垂，一面捏动一面提拉，同时顺时针方向旋转30次，然后逆时针旋转30次。

七、弹耳朵

用拇指、示指对扣，轻弹耳朵上部30次，再轻弹耳朵下部30次。

八、转耳孔

示指轻轻插入外耳孔，和缓用力来回转动 20 次，左右耳交替进行，速度不要过快，而且做这一动作之前最好先剪短示指指甲，以免损伤耳内皮肤。

九、揉耳轮

耳轮为耳部边缘的卷曲部分，用拇指、示指搓揉两耳耳轮各 30 次，向下搓揉时用力稍重些，向上搓揉时用力稍轻些。

耳朵是穴位、经脉的重要聚集部位，通过以上揉耳操对耳朵进行有效保健，疏通经络、刺激穴位，同样能够起到强筋健骨的作用，对骨骼健康大有裨益。

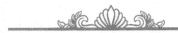

挖掘脚部经络以健骨

除了耳朵之外，足部的神经反射区也非常多，因此足部一向有"人体第二心脏"的称谓，对于养生保健有着极为重要的作用。现代研究发现，足部有丰富的神经末梢网，毛细血管和淋巴管分布纵横交错，密切联系人体各个系统、组织和器官，所以深入挖掘脚底经络对于健骨而言至关重要。

足部主要有颈椎、颈项、大脑、肾、输尿管、膀胱、肺、肩、斜方肌、头颈淋巴结、臂部、胸椎、腰椎、骶骨、尾骨、甲状腺、甲状旁腺、肾上腺等多个反射区，可以采用按压、推揉等手法对反射区进行相应的刺激。

不过需要注意的是，刺激的强弱要因人而异，一般虚证、年龄偏大、体质弱者适用于弱刺激；实证、年龄较轻、体质强者适用于强刺激。弱刺激用力轻，时间长，可以持续 30 ~ 40 分钟；强刺激用力重，时间短，刺激 1 ~ 3 分钟即可。无论身体适合弱刺激还是强刺激，选择好后每天 1 ~ 3 次即可。

具体来说，足部保健的方法主要有以下两种。

1. 泡脚

每天睡前 30 分钟用热水泡脚，水温不宜太高，待水凉后再次加入热水，反复浸泡满 20 分钟即可。这是最简单的泡脚方法，可以帮助缓解足部疲劳，促进睡眠。

如果要达到更好地功效，可以加入中药材，全方位养护骨骼。如用秦艽、川芎、丝瓜络、羌活、独活、木瓜、桂枝各 30 克，当归、透骨草各 60 克，红花 10 克，伸筋草、牛膝、补骨脂各 50 克，落得打 15 克。熬煮煎汤泡脚，具有舒筋活血、通络止痛、通利关节、消除疲劳等功效，对于四肢关节活动不利、腿脚麻木、关节肌肉伤痛、疲劳过度等均有很好的缓解作用。

2. 按摩

足部按摩是一种非常好的自我保健方法，有助于疏通经络、调整脏腑功能、濡养经脉、强健骨骼。

按摩足部时可以在澡盆中铺满细沙和圆润的鹅卵石，每天光脚在上面行走 30 分钟；也可以每天晚上临睡前两脚互相摩擦脚心，直到其发热为止；还可以用拇指点揉涌泉穴（图 5 - 11），顺、逆时针方向各按揉 30 次；可以用拇指按揉三阴交穴（图 5 - 12），每次按揉 20 分钟；可以每天活动一下四肢，交替转动左右脚腕各 20 次。总而言之，足部按摩的方法多种多样而且简便易行，非常适合自主操作。

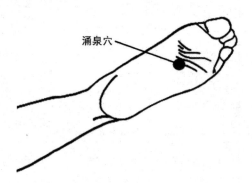

涌泉穴

图 5 – 11

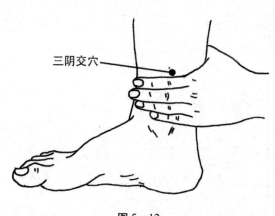

三阴交穴

图 5 – 12

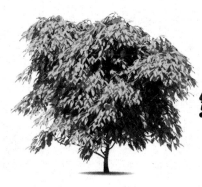

第六章

常用强经络手法

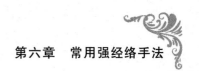

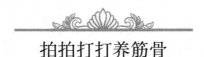

拍拍打打养筋骨

经络遍布全身，几乎无处不在，所以看似很平常的一些简单的拍打动作，只要做好了也可以起到通经活络、强筋健骨、强壮肌肉、活动关节等作用。此外，还能增强身体新陈代谢，提高人体抗病能力，起到强身健体、延缓衰老的作用。

一、拍打疗法注意事项

1. 注意放松

拍打时要全身放松，保持自然，不要紧张，颈直胸挺，呼吸平稳，排除杂念。

2. 注意力度

拍打时要注意力度，先轻后重，不宜过猛，有病变的关节肌肉处用力可稍微大些，拍打胸腹部时动作要稍轻，不要重拍重捶，以防损伤内脏。

3. 注意速度

拍打时要注意速度，先慢后快，快慢适中，有病变的关节肌肉处节奏可以稍微快些。

4. 注意章法

拍打时应循序渐进，持之以恒，周到全面，不可东一下西一下地胡乱拍打。另外拍打最好安排在早晨起床后进行。

二、正确拍打全身经络

1. 拍打头颈部

取站位或坐位，双目平视前方，全身放松，举起双臂，左手拍打左边头颈部，右手拍打右边头颈部，从后颈部逐渐向上、向前拍打到前额部，再从前额部向后、向下拍打到后颈部，如此反复5~8次。

此法可疏通头部经络穴位，稳定情绪，治疗头痛、头晕及脑供血不足等。

2. 拍打肩部

取站位或坐位，双目平视前方，用左手拍打右肩，右手拍打左肩，每侧拍打100次。

此法可以疏通肩部经络，防治肩痛、肩酸、肩周炎及肺不张等。

3. 拍打四肢

取站位，用左手拍打右上肢，右手拍打左上肢，拍打时整个上肢都要拍打到，每侧拍打100次；取坐位，垫起双腿，双手从上向下、从里向外，由大腿拍打到小腿，再从下向上，从外向里，由小腿拍打到大腿，每侧拍打100次。

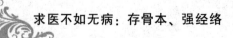

拍打上肢可以防治上肢肌肉发育不良、上肢麻木、肢端发绀及半身不遂等；拍打下肢可以防治老年性下肢麻木，帮助偏瘫肢体舒筋活血等。

4. 拍打胸背部

取站位，全身自然放松，双手半握拳，用左手拍打右胸，右手拍打左胸，拍打先由上至下，再由下至上，左右胸各拍打 200 次；拍打完胸部后拍打背部，手仍半握拳，左手伸到头后去拍打右背部，右手伸到头后去拍打左背部，每侧各拍打 100 次。

胸背部有丰富的胸壁神经和脊神经，可以支配人体运动，拍打胸背部能促进体内血液循环加快，增强神经传导，对缓解肌肉发育不良很有效果。

223

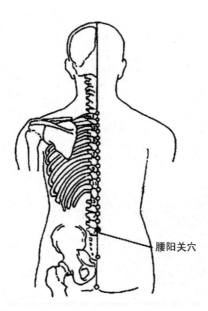

腰阳关穴

图 6 - 1

5. 拍打腰腹部

取站位，全身放松，双手五指平伸，随着腰部左右转动的动作自然甩动双臂，如此左右反复各拍打200次。拍打过程中，手掌要有意识地拍打腰腹部，增强按摩效果。其中，用手四指握住大拇指成拳，手腕放松，用拳背部重点捶打腰阳关穴（图6-1）30次，能起到振奋人体阳气、强健腰膝的功效。

按照以上动作拍打全身经络，可以借由拍打所产生的震动和冲击促进血液循环，解除肌肉紧张，放松肩、肘、腕、指、膝等全身多处关节，增加血管柔韧性，并有利于防止肌肉劳损、关节炎、颈椎病等的产生。

224

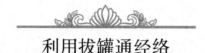

利用拔罐通经络

传统五行经络学说认为，人体经络穴位不通会导致体内寒湿过重，脂肪堆积，这些都容易加重骨骼负担，危害骨骼健康。而拔罐是很常见的一种疏通经络的方法。

拔罐以玻璃罐、竹罐、抽气罐为工具，利用燃火、抽气等方法产生负压，使之吸附于体表，造成局部瘀血，以达到通经活络、行气活血、消肿止痛、祛风散寒的作用。在我国，拔罐历史悠久，对于强筋健骨、保健养生效果良好。

一、根据罐口颜色判断身体状况

1. 灰白色

起罐后，皮肤呈灰白色，手触发凉，说明体内湿寒之气较重，导致身体出现了虚寒的症状。

2. 紫色

起罐后，皮肤出现紫色或者黑紫色，说明体内有瘀血，即血液循环出现了问题，颜色的深浅说明病情的程度。如果在紫色的基础上还有斑块，说明体内有寒湿。

3. 鲜红色

起罐后，皮肤呈鲜红色，说明体内有热，不过这种颜色在拔罐后极为少见。

4. 出痧

起罐后，皮肤有出痧现象，说明体内湿气较重。

5. 有水疱

起罐后，皮肤出现水疱，说明体内湿气比较严重，如果是黄疱、黄绿疱或脓水，表明穴位相对应的器官炎症比较重。

6. 有褶皱

起罐后，皮肤出现褶皱，说明体内风邪入侵，这种现象常出现在冬春季节。

7. 罐内壁有水汽

起罐后，发现罐内壁有水汽，说明身体的一些部位有湿气。

二、了解拔罐常用方法

1. 留罐

留罐是最常用的拔罐方法，是将罐吸附在体表后，使罐子吸拔留置于施术部位 5～10 分钟的一种方法，多用于风寒湿痹、颈肩腰腿疼痛等疾病。

2. 走罐

走罐要求一定的技术含量，在罐口涂抹万花油，将罐吸住皮肤后，

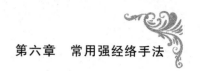

手握罐底，上下来回推拉移动数次，至皮肤潮红为止。此种方法多用于感冒、咳嗽等疾病。不过用时要注意，只能用于面积较大、肌肉丰厚的部位，如腰背部。

3. 闪罐

闪罐是罐吸住皮肤后，立即起下，反复吸拔多次，至皮肤潮红的一种方法，多用来治疗面瘫。

4. 刺络拔罐

刺络拔罐是先用梅花针或三棱针在局部叩刺或点刺出血，再在此部位拔罐使罐内出血3~5毫升。此种方法多用于痤疮等皮肤疾患。

三、拔罐具体应用

1. 疏通经络

（1）拔罐任、督二脉。任、督二脉是人体重要经脉，任脉为阴脉之海，督脉为阳脉之海，此两脉相通，可以起到疏通经络、强筋健骨、平衡阴阳的作用，对人体五脏六腑均有防病治病的功效。

方法是采用透罐法，即沿着任脉、督脉循行路线紧密排布罐，尽量整条经脉都拔上，以此来疏通任、督二脉，起到通透全身阴阳经的作用。

（2）拔罐背俞穴及华佗夹脊穴。背俞穴全部分布于背部足太阳经第一侧线上，即后正中线（督脉）旁开1.5寸处；华佗夹脊穴有34个穴位，在第一胸椎至第五腰椎，各椎棘突下旁开0.5寸处均有分布。可以说，背俞穴及华佗夹脊穴纵贯整个颈背腰部，五脏六腑之经气均在此流通。

方法是采用走罐法走遍这些穴位，可以疏通五脏六腑经气，协调全身气血经络，增强机体的抗病能力，对于强化肌肉骨骼也有好处，尤其对颈椎病、腰椎病有明显的疗效。

2. 增加活力

取劳宫、涌泉、三阴交、足三里四穴进行拔罐。劳宫穴（图6-2）位于手掌心，是手厥阴心包经的荥穴，具有振奋阳气、清心泻火、宽胸利气及增加活力的功效，配合涌泉、三阴交、足三里三穴，效果更加明显。经常在这四穴拔罐，对于缓解肌骨疲劳效果甚好，可保持人体旺盛的精力。

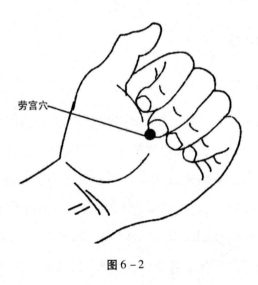

劳宫穴

图6-2

3. 祛除浊气

取涌泉、足三里二穴进行拔罐。涌泉穴位于足心，是足少阴肾经的井穴。之所以在此穴拔罐能祛除身体浊气，是因为主生长、发育、

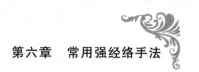

生殖的肾脏是人体生命之源，一旦生理功能出现异常就会导致水液代谢出现障碍，致使人体遭受湿毒侵袭，出现重着黏腻、易趋于下、不易排出、阻塞经络气血的湿邪，而涌泉穴位于足心，刚好可以拔除这重着黏腻的湿邪，起到祛除湿毒浊气、疏通肾经的功效，使经络气血通畅，肾脏功能正常，从而更好地促进骨骼生长发育，濡养经脉，让身体更健康。

4. 祛除常见骨骼疾病

（1）颈肩综合征。患者取俯卧位，施罐者在酸胀、麻木及疼痛的颈肩部胸锁乳突肌、斜方肌外上缘处的皮肤上涂抹适量万花油，将火罐吸附于皮肤上，并于病变部位来回推动火罐，以局部皮肤出现紫红色或紫黑色痧点为宜。走罐后采用三棱针在痧点局部点刺，选口径适中的火罐用闪火法在上述部位拔罐，留罐约 10 分钟，每处出血 2~3 毫升，隔日 1 次，5 次为 1 个疗程。

此法要求施罐者有较高的技术，所以不要随便找人尝试，最好是去专业的中医院进行。

（2）膝关节炎。膝关节炎的拔罐较为特别，是采用药罐疗法，即将羌活、独活、防风、木瓜、桑枝、川断、牛膝、杜仲、艾叶、鸡血藤、川芎、当归各 15 克装入布袋内，加清水煮沸 5 分钟，再把小号竹罐投入药汁内煮 10 分钟，使用时用镊子夹起竹罐直接扣于患侧内、外膝眼及鹤顶穴（图 6-3）处，每次 15 分钟，隔日 1 次，10 次为 1 个疗程。

此法同肩颈综合征一样，最好找专业的医院、医生进行。

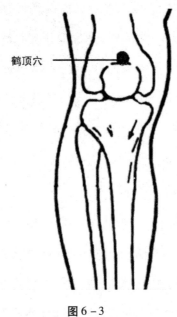

鹤顶六

图 6 - 3

　　通过以上拔罐法可以很好地疏通经络，不过在拔罐时最好先了解拔罐的注意事项，以免起不到作用，反而使身体遭受损伤。拔火罐时切忌火烧罐口，否则会烫伤皮肤；留罐时间不宜超过 20 分钟，否则会损伤皮肤。皮肤过敏、溃疡、水肿及心脏、大血管部位，孕妇的腰骶、下腹部均不宜拔罐。

求医不如无病：存骨本、强经络

参考文献

［1］韦贵康．养骨能救命．广西：广西科学技术出版社，2013．

［2］谭俊铭．养骨食疗专家谈．北京：人民军医出版社，2012．

［3］查炜．经络穴位按摩大全．江苏：江苏科学技术出版社，2012．

［4］刘锡田．骨质疏松自己搞定．北京：北京出版社，2014．

［5］周薇丽．高钙成长美味家常套餐：存骨本防骨松．北京：科学出版社，2003．